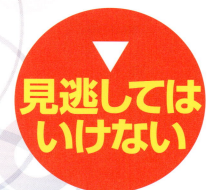

見逃しては
いけない

耳・鼻・のどの危険なサイン

［編集］
堀井　新
新潟大学

浦野正美
浦野耳鼻咽喉科医院

中山書店

［編集］

堀井　新　　　（新潟大学）
浦野正美　　　（浦野耳鼻咽喉科医院）

［編集協力］

高橋邦行　　　（新潟大学）
森田由香　　　（新潟大学）

【読者の方々へ】

本書に記載されている診断法・治療法については，出版時の最新の情報に基づいて正確を期するよう最善の努力が払われていますが，医学・医療の進歩からみて，その内容がすべて正確かつ完全であることを保証するものではありません．したがって読者ご自身の診療にそれらを応用される場合には，医薬品添付文書や機器の説明書など，常に最新の情報に当たり，十分な注意を払われることを要望いたします．

中山書店

序

　本書では耳鼻咽喉科の外来診察において「見逃してはいけない危険なサイン」について解説した．耳鼻咽喉科外来における診療では患者数も多く，短時間に的確に診断を下し，治療方針を決定する必要がある．各々の主訴に対して頻度の高い順に診断名を考えていくことで大きな間違いをしないですむ場合が多いが，その裏で多忙な外来の中でも「見逃してはいけない危険なサイン」が潜んでいる．このような危険なサインを単発的に報告してきた雑誌はあったが，本書では35におよぶ耳鼻咽喉科疾患の主訴を網羅し，耳鼻咽喉科外来を訪れる患者に潜む危険なサイン，診療上見落としてはならないポイントに関して解説した．

　本書の構成は，まずはその主訴をきたす主要疾患を挙げ，次いでその主訴で訪れる患者の危険なサインを解説している．診断方法に関しては文章で記述するだけでなくフローチャート化することで読者の利便性を図った．また，具体的な症例を提示することで読者に「危険なサイン」をよりイメージしていただけるよう工夫した．執筆者は複数に及ぶが構成に関しては，患者の年齢や性別，気質の違いによる対処，重大疾患の徴候，具体的なケーススタディなど，できるだけ記載の体裁が同一となり，読者にとって読みやすい構成となるような編集方針とした．また，読んだだけでは分かりにくい内容に関しては，音声付きの動画サイトへリンクし疾患の理解を深められるよう工夫した．

　本書は，単に見逃してはならないポイントの羅列ではなく，一つの主訴に対する鑑別診断，診断の進め方に関しても詳述されており，耳鼻咽喉科診断学の教科書としても十分通用する充実した内容となっている．ベテランの先生方には危険なサインをざっとチェックするだけでも十分価値はあるが，若手の先生方には通読することでよりいっそう耳鼻咽喉科疾患の診断学に精通していただきたい．

　最後に共同編集者の浦野正美先生，編集に協力いただいた高橋邦行先生，森田由香先生に深謝したい．

2016年9月

堀井　新

見逃してはいけない　耳・鼻・のどの危険なサイン

Contents

1章　耳

1. **耳痛**　耳が痛い　　浦野正美　2
2. **耳搔痒感**　耳がかゆい　　北澤明子　8
3. **耳漏**　耳だれが出る　　森田由香　13
4. **耳鳴**　耳が鳴る，音が変に聞こえる，頭が鳴る　　窪田　和　18
5. **耳閉感**　耳がつまる，耳がふさがった感じがする，自分の声が響く　　高橋邦行　23
6. **難聴**　聞こえが悪い，耳がつまる，音が響く，音が割れて聞こえる　　泉　修司　29
7. **めまい**　目がまわる，ふらふらする，目の前が暗くなる，意識が遠くなる　　堀井　新　39

2章　鼻

8. **鼻漏**　鼻だれが出る，鼻汁がのどに落ちる　　野村智幸　46
9. **鼻閉**　鼻がつまる　　石岡孝二郎　51
10. **鼻痛**　鼻が痛い，頰が痛い，目が痛い，頭が痛い　　石岡孝二郎　56
11. **鼻出血**　鼻血が出る　　川﨑　克　60
12. **嗅覚障害**　においがわからない，変なにおいがする　　中村英生　68

3章　口腔

13. **舌痛**　舌が痛い，舌がしみる　　佐藤邦広　76
14. **口腔乾燥**　口が乾く，つばが出ない　　佐藤邦広　80
15. **口内炎**　口の中が痛い，口の中がしみる　　花澤秀行　84
    - Column　歯痛　　五十嵐文雄　88
16. **開口障害**　口が開かない　　花澤秀行　90
17. **味覚障害**　味がわからない　　任　智美，阪上雅史　94

4章 のど

- 18. 咽頭痛　のどが痛い，食事ができない　　高橋奈央　102
- 19. 嚥下痛　食べると痛い，飲み込むと痛い　　馬場洋徳　106
- 20. いびき・睡眠時無呼吸　寝ている時に息が止まる　　篠田秀夫　111
  - Column　OSA治療の注意点　　篠田秀夫　119
  - Column　新しい交通法規とOSA患者への対応　　篠田秀夫　121
- 21. 音声障害　声がかれた，声が変わった　　小川　真　123
- 22. 失声　声が出ない　　小川　真　127
- 23. 咽喉頭異常感　のどがつまる　　高橋奈央　131
- 24. 呼吸困難　息が苦しい，息ができない　　相澤直孝　135
- 25. 咳嗽　咳が出る，咳でむせる　　相澤直孝　140
- 26. 喘鳴　息がぜいぜいする　　相澤直孝　147
- 27. 血痰　痰に血が混じる　　佐藤雄一郎　151
- 28. 嚥下障害　飲み込めない　　佐藤雄一郎　154

5章 顔面・頸部

- 29. 耳下腺・顎下腺部腫脹　顔が腫れる，顎が腫れる　　五十嵐文雄　160
  - Column　IgG4関連疾患　　高橋奈央　167
- 30. 頸部腫脹　首が腫れる　　松山　洋　170
- 31. 顔面神経麻痺　顔が動かない，顔が曲がる　　佐藤　斎　175
  - Column　顔面痙攣　　大島伸介　181
- 32. 頭痛　頭が痛い　　富田雅彦　183
- 33. 顔面痛　顔が痛い　　富田雅彦　191
- 34. 頸部痛　首が痛い　　佐藤克郎　197
- 35. 目の症状　複視，眼球運動障害，視力・視野障害，眼球突出　　橋本茂久　203

付録　患者説明のためのイラスト集

- ■ 耳 210
- ■ 中耳炎の病態 211
- ■ 鼻・副鼻腔 212
- ■ 咽頭・扁桃 213
- ■ 咽頭 214
- ■ 喉頭 215
- ■ 嚥下のしくみ 216

動画閲覧について

動画掲載ページ

本書内の**動画**は，パソコンおよびモバイル端末にて，webでご覧いただけます．
下記のページにアクセスし，ブラウザでご視聴ください．

　　https://nakayamashoten.jp/ent_diagnosis/

ユーザー名とパスワードを入力し，動画一覧ページにログインしてください．
　　ユーザー名：ent_diagnosis
　　パスワード：g#TGq3FB

再生について

「動画タイトル」をクリックすると，その動画が別ウインドウ（別タブ）で表示されます．
「再生ボタン」をクリックすると，その動画が同一ウインドウで表示されます．

掲載動画一覧

項目	執筆者	動画タイトル
20. いびき・睡眠時無呼吸	篠田秀夫	動画 1 小児無呼吸*
22. 失声	小川 真	動画 1 心因性失声症（典型的）*
		動画 2 失声声門上部閉鎖*
24. 呼吸困難	相澤直孝	動画 1 小児気管切開
25. 咳嗽	相澤直孝	動画 1 嚥下障害に伴う咳嗽
26. 喘鳴	相澤直孝	動画 1 多系統萎縮症（MSA）症例の吸気性喘鳴*
		動画 2 気管支異物摘出術

*音声有り

- 動画閲覧には標準的なインターネット環境が必要です．
- ご使用のブラウザによっては，まれに閲覧できないことがあります．その場合は他のブラウザにてお試しください．
- 通信環境やご使用のパソコン，モバイル端末の環境によっては，動画が乱れることがあります．
- 掲載の動画の著作権は各著者が保有しています．また複写・転載および送信・放映に関する許諾権は小社が保有しています．本動画の無断複製を禁じます．

執筆者一覧 (執筆順)

浦野 正美	浦野耳鼻咽喉科医院
北澤 明子	新潟大学医学部耳鼻咽喉科・頭頸部外科
森田 由香	新潟大学医学部耳鼻咽喉科・頭頸部外科
窪田 和	新潟大学医学部耳鼻咽喉科・頭頸部外科
高橋 邦行	新潟大学医学部耳鼻咽喉科・頭頸部外科
泉 修司	新潟大学医学部耳鼻咽喉科・頭頸部外科
堀井 新	新潟大学医学部耳鼻咽喉科・頭頸部外科
野村 智幸	のむら耳鼻咽喉科
石岡 孝二郎	新潟大学医学部耳鼻咽喉科・頭頸部外科
川﨑 克	空港前クリニック
中村 英生	なかむら耳鼻咽喉科クリニック
佐藤 邦広	新潟県立中央病院耳鼻咽喉科
花澤 秀行	済生会新潟第二病院耳鼻咽喉科
五十嵐 文雄	日本歯科大学新潟生命歯学部耳鼻咽喉科
任 智美	兵庫医科大学耳鼻咽喉科・頭頸部外科
阪上 雅史	兵庫医科大学耳鼻咽喉科・頭頸部外科
高橋 奈央	新潟大学医学部耳鼻咽喉科・頭頸部外科
馬場 洋徳	新潟大学医学部耳鼻咽喉科・頭頸部外科
篠田 秀夫	篠田耳鼻咽喉科医院
小川 真	大阪大学医学部耳鼻咽喉科・頭頸部外科学
相澤 直孝	新潟大学医歯学総合病院地域医療教育センター 魚沼基幹病院耳鼻咽喉科
佐藤 雄一郎	新潟県立がんセンター新潟病院頭頸部外科
松山 洋	新潟大学医学部耳鼻咽喉科・頭頸部外科
佐藤 斎	本町ふるまち耳鼻科
大島 伸介	新潟大学医学部耳鼻咽喉科・頭頸部外科
富田 雅彦	長岡赤十字病院耳鼻咽喉科
佐藤 克郎	新潟医療福祉大学医療技術学部言語聴覚学科
橋本 茂久	新潟市民病院耳鼻いんこう科

1章

耳

1章 耳

1 耳痛（耳が痛い）

外来で想定，説明すべき5大疾患！
① 急性外耳道炎
② 急性中耳炎
③ 顎関節症
④ 耳性帯状疱疹
⑤ 咽頭喉頭疾患

診断のポイント（①〜③）
① その痛みはどこからくるか
② 耳の神経支配を理解することが重要
③ 耳介から鼓膜までの軽微なサインも見逃さない

重大疾患の徴候
① 耳の奥の刺すような痛みは関連臓器からの関連痛のこともある．
② 耳所見に乏しい耳痛はさまざまな原因を推理する．

場面による注意点

- 日常診療で耳痛を訴える患者は多いが，実際には痛みの原因となる部位の特定が問題となる．
- 問診と鼓膜所見により，痛みの原因となる疾患・病態を絞り込む．
- まず，外耳，中耳などの耳疾患を疑い，耳所見に乏しい場合は，顎関節や耳下腺などの耳周囲臓器の疾患の有無を調べ，さらに神経支配の関係から，口腔・咽頭の炎症や腫瘍性病変などの関連痛として生じている可能性も考える．
- とくに鼓膜所見があまりない症例での耳痛は注意すべきである．

❶ "耳痛"診断のポイント

既往歴
中耳炎，手術歴，外傷 耳いじりの習慣，齲歯，糖尿病
痛みの部位
入り口か，奥の方か，耳の後ろか，耳の下か
痛みの性状
ズキズキ，刺すような 鈍い，重い感じ，拍動性
随伴症状
かゆみ，耳鳴，難聴，めまい，耳漏 鼻漏，鼻閉，咽頭痛，開口時の痛み
全身症状
発熱，だるさ，頭痛

患者の年齢・性別・気質による対応

- 耳痛の多くは急性外耳道炎，急性中耳

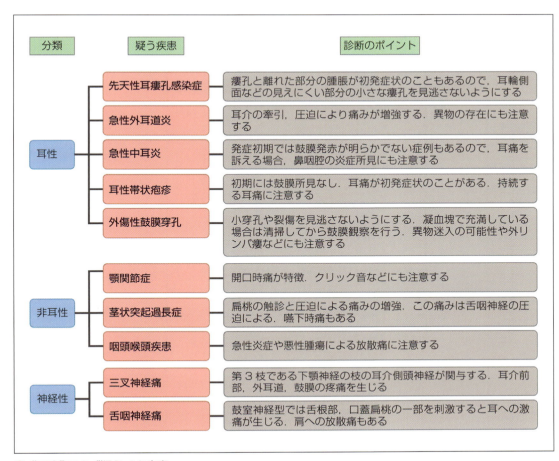

❷ "耳痛"でまず疑うべき疾患
耳痛を診る際には，まず疑うべき頻度の高い疾患を念頭におく．

炎など急性の外耳・中耳疾患によることが多い．
- 夏は外耳道炎，冬は急性中耳炎の頻度が高い．
- 乳幼児では急性乳様突起炎の合併に注意．
- 神経痛や心因性耳痛の可能性にも注意．
- 小児の急性中耳炎では鼓膜所見のほかに鼻咽腔の所見に注意．受診時に鼓膜発赤がなくてもその夜に発赤や耳漏が生じる場合もある．
- 外耳道深部の悪性腫瘍などを見逃さない．

検査・診断の注意点

- 鼓膜，外耳道の顕微鏡と中耳内視鏡による詳細な観察をする．
- 耳入口部，耳介後部の所見も確認する．
- 中耳炎手術後の患者では開放乳突腔の所見を見落とさないようにする．
- 関連痛の可能性も考え，耳周囲の器官も調べる．

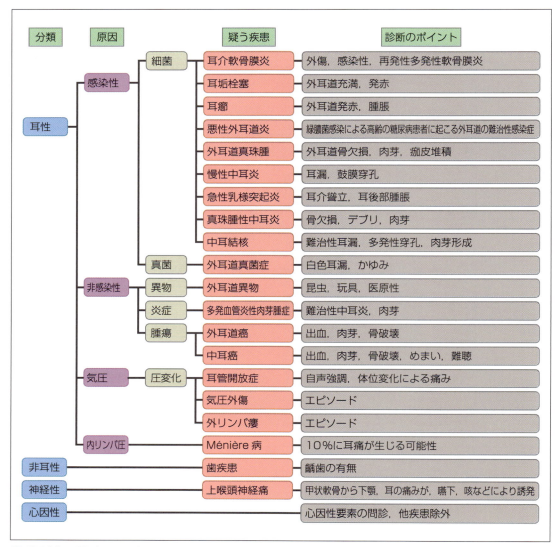

❸ "耳痛"で鑑別すべき疾患
❷で該当する疾患がなければ比較的低頻度の疾患を考えていく．

- 難聴の有無の確認のため，聴力検査を施行する．
- 必要に応じて耳のX線撮影を行う．

耳痛を生じる疾患とその対応

- 耳痛を生じる疾患は耳性と非耳性を考え，疾患の原因，神経支配などを考え，問診と所見，検査所見から総合的に判断して診断する．
- あらゆる可能性を考え，それについて説明しておく．
- 症状の変化により再診するタイミングをよく説明しておく．
- 問診と疾患ごとの診断のポイントを❶〜❸にまとめた．

❹ 耳の神経支配

耳の神経支配

- 耳痛の原因を考えるには耳の解剖学的な神経支配領域（❹）を理解しておくことが重要である．
- 耳の知覚には三叉神経（V），顔面神経（VII），舌咽神経（IX），迷走神経（X），頸神経（C_2，C_3）が関与している．
- 耳介，外耳道，鼓膜の前半部は三叉神経第3枝の耳介側頭神経支配であり，外耳道，鼓膜の後半部は迷走神経耳介枝（Arnord神経）の支配である．
- 耳介の前・後面，外耳道上壁は顔面神経知覚枝が分布している．耳介後面，耳後部は頸神経由来の大耳介神経（C_3）と小後頭神経（C_2，C_3）の支配である．
- 中耳腔粘膜の知覚は舌咽神経の枝である鼓室神経（Jacobson神経）の支配を受けている．
- 内耳には知覚神経はない．
- 非耳性耳痛に関しては，副鼻腔，歯牙，顎関節の疾患が三叉神経を介して，舌根部，口蓋扁桃の疾患が舌咽神経を介して，下咽頭，食道，気管，気管支の疾患が迷走神経の枝の上喉頭神経や咽頭神経を介して，甲状腺など前頸部の疾患が頸神経を介して，放散痛を引き起こす．

症例

患者：36歳，女性．

現病歴：2日前から右耳の周辺の痛みを感じ，外来受診．

初診：右外耳道上部の軽度発赤を認めるが，鼓膜発赤はなく，ツチ骨柄の血管拡張を軽度認めるのみであった（❺）．純音聴力検査では難聴を認めず，耳介や外耳道にも水疱や発赤はなかったが，右耳周囲の刺すような痛みを強く訴えた．鼻咽腔内視鏡検査を行うが炎症所見なく，開口による疼痛の増加や顎関節の異常クリック音もなく，また齲歯もなかった．既往歴には糖尿病など特記すべきものはなかった．耳周囲の痛みの可能性として，なんらかの炎症によるものが考えられ，とくに刺すような痛みを伴うため，水痘・帯状疱疹ウイルス（VZV）感染などの可能性があることを説明．鎮痛薬であるアセトアミノフェン錠200 mg 3錠を分3で5日分処方して，症状になんらかの変化が生じた場合は早めに再診するように指示して帰宅させた．

再診：初診後3日目に右顔面麻痺が発症して再診．右耳介に数個の発疹を認め（❻），柳原40点法による麻痺スコアは16点であった．めまい，頭痛はなく，念のため，VZVのIgG，IgM抗体価を測定し，とりあえず，消炎．難聴の悪化もなかった．WBC：9,930/μL，VZVのIgG：4.1（EIA価），IgM：陰性．

確定診断：Hunt症候群の診断で，バラシクロビル500 mg 6錠，アデノシン三リン酸二ナトリウム水和物顆粒10％ 3 g，カリジノゲナーゼ錠50単位3錠，メコバラミン500 μg 3錠をそれぞれ分3で，プレドニゾロン30 mg 2錠を分2で5日分処方した．

経過：その後，プレドニゾロンは5日ごとに10 mgずつ漸減し，内服で経過をみていたところ，顔面麻痺発症後14日目に麻痺スコアが回復し始め，発症後21日目にはほぼ治癒した．麻痺後の後遺症などはとくに認めなかった．

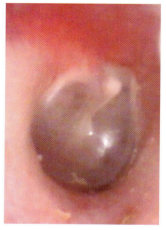

❺ 症例：鼓膜所見
鼓膜発赤はなく，ツチ骨柄の血管拡張を軽度認める．

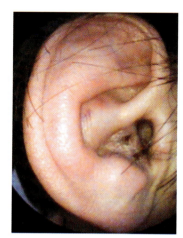

❻ 症例：再診時耳介所見
初診後3日目．右耳介に発疹を認める．

この症例では受診後，数日してから突然に顔面神経麻痺が出現した．耳痛の原因についてあまり説明をせずに帰宅させていたら，患者に不信感を生じさせた可能性がある．

Hunt症候群の耳痛発生機序

Hunt症候群の耳痛は，顔面神経の知覚神経節である膝神経節に潜伏感染したVZVの再活性化により生じる．一般的な帯状疱疹の症状としては，発現する数日前から耳部の神経痛様疼痛や知覚異常が出現し，続いて浮腫性の紅斑や小水疱が出る．急性期の疼痛は神経周膜や血管内皮へのウイルスの感染により，神経や皮膚・皮下組織の激しい炎症を引き起こして生じる．これは皮疹や水疱に先行あるいは同調する急性の疼痛である．皮疹は疼痛や顔面麻痺に遅れて出現することが多い．したがって，耳介や耳内に限局する疼痛は，Hunt症候群に特徴的な初期症状といえる．

（浦野正美）

文献

- 森山 寛．患者の診かた 耳痛．森山 寛ほか編．今日の耳鼻咽喉科頭頸部外科治療指針．第3版．医学書院；2008．p.20-1．
- 勝見さち代，村上信五．耳帯状疱疹・Hunt症候群．MB ENTONI 2013；153：46-51．
- 寺西正明，中島 務．耳痛の治療．JOHNS 2004；20：1495-8．
- 松延 毅．耳が痛い．耳鼻咽喉科・頭頸部外科 2015；87：204-10．

2 耳掻痒感（耳がかゆい）

外来で想定，説明すべき5大疾患！
① 外耳道湿疹
② 急性外耳道炎
③ 外耳道真菌症
④ 外耳道真珠腫
⑤ 外耳道搔痒症

診断のポイント
① どこが，どのようにかゆいのかよく問診し，原因を推定
② 顕微鏡や内視鏡などを用いて詳細に耳内を観察

重大疾患の徴候（①）
① 外耳道癌の誘因として，繰り返す外耳道炎などの慢性炎症の関与が示唆されている．初期には症状も類似しているため，外耳道炎として漫然と治療を受けている症例のなかに外耳道癌などの聴器癌が隠れていることがあり注意を要する[1]．
② 耳内に所見がない場合，全身性の要因（糖尿病，肝不全，腎不全，人工透析中など）も考慮する[2]．
③ 難治例では，悪性外耳道炎を代表とする骨髄炎や，結核などの特殊炎症性疾患の可能性も疑う．

場面による注意点

過剰な耳掃除
- 耳垢には乾性耳垢と湿性耳垢があり，外耳道の自浄作用や感染防御作用を有している．過剰な耳掃除による表皮損傷および自浄作用の破綻がかゆみの原因となっていることが多い．
- 耳掃除の中止を指示するだけではなく，根本的な原因に対しての適切な処置や薬物を選択することが重要となる．

高度な炎症
- 炎症が強い場合は一度で診断をつけず，まずはよく消炎してから詳細に耳内を観察する．

過度な軟膏塗布
- 軟膏塗布とそれに伴う耳いじりが癖となっている場合があり，他院での治療歴がないか確認する．

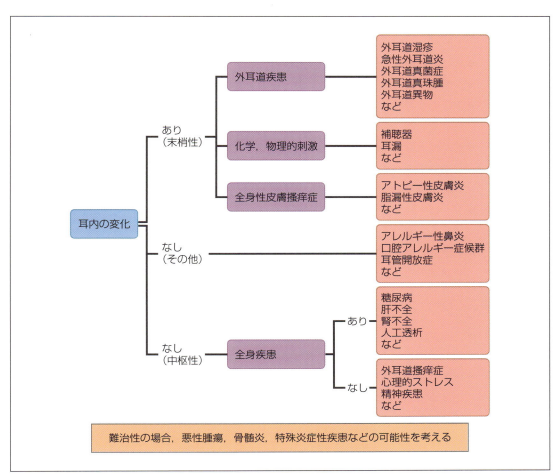

❶ "耳のかゆみ"の原因

患者の年齢・性別・気質による対応

- 過剰な耳掃除がかゆみの原因となっていることを十分に説明する．
- 耳のかゆみに心理的ストレスが関与していることがあり，精神面に配慮する．
- 日本人は乾性耳垢が多いため，高齢者では水分保持機能の低下により乾燥をきたし，冬に症状が悪化する．
- 夏は長時間の補聴器やイヤホン装着時の汗，水泳による湿潤環境が原因となることがある．
- 髪の毛などの物理的刺激や，整髪料・染色料などの化学的刺激が原因となることがある．
- 自身で症状を訴えることができない乳幼児の場合，掻痒感から耳をいじって外耳損傷を起こしていることがある．

検査・診断の注意点

- 耳掃除の回数や用いている道具などを確認する．
- 顕微鏡や内視鏡を用いて外耳道，鼓膜を詳細に観察する．
- 中耳炎などの耳漏がかゆみの原因になっていることがあるため，抗菌薬開始前に細菌培養検査，薬剤感受性検査を行い，原因菌の同定に努める．
- 外耳道，鼓膜に異常がない場合，アレルギー性鼻炎や口腔アレルギー症候群による鼻腔や咽頭への刺激から引き起こされる耳掻痒感や，耳管開放症による耳閉感が耳掃除を誘発している可能性も考える．
- アトピー性皮膚炎，脂漏性皮膚炎などの全身性皮膚掻痒症の一症状としての訴えのこともあり，全身の観察と詳細な問診を行う．
- 難治性の場合は，耳痛などの随伴症状にも留意し，画像検査を用いて深部の状態や骨破壊の有無につき評価する．

耳のかゆみのメカニズム

- かゆみは発生するメカニズムから，末梢性のかゆみと中枢性のかゆみとに大別される．末梢性のかゆみは，皮膚への物理・化学的刺激により，表皮真皮境界部に存在するC線維の自由終末が活性化されることで生じる．それに対し，中枢性のかゆみにはオピオイド受容体が関与しており，代表的なものとしてモルヒネ静注や人工透析に伴うかゆみが知られている．
- ほかにも，病態特有のかゆみ過敏現象や，かゆみを制御する脊髄レベルでの神経経路の存在などが新たに報告されており，かゆみにはより複雑な機序があることが予想される[3]．
- 耳のかゆみは末梢性であることが多いが，外耳道におけるC線維の自由終末の分布はまだ解明されておらず，その詳細な機序はわかっていない．

症 例[4]

患者：25歳，女性．

現病歴：約1年前，耳のかゆみのため家族から耳掃除を受けたことを契機に両外耳道炎となり，近医耳鼻咽喉科で点耳薬による治療を受けた．症状はすみやかに軽快したが，その後より，耳のかゆみのため頻回の耳掃除が癖となった．3か月前，右耳痛が出現し，近医耳鼻咽喉科で右外耳道炎と診断された．耳掃除の禁止指示および点耳薬と抗菌薬内服による治療を受けたが右耳痛は改善しなかった．2か月前，精査加療のため総合病院耳鼻咽喉科を紹介受診した．局所所見に見合わない強い耳痛が遷延するため，側頭骨CTを施行したところ，右骨部外耳道に溶骨性病変を指摘され（❷），大学病院へ紹介となった．

初診：大学病院初診時，外耳道下壁に強い圧痛を伴う発赤を認めた（❸）．病歴，画像所見よ

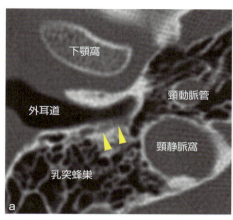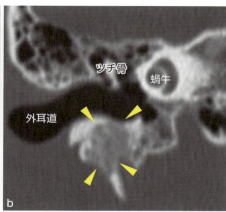

❷ 症例:術前の側頭骨CT所見
a:軸位断,b:冠状断.右骨部外耳道下壁から茎状突起基部に骨破壊像(矢頭)を認めた.

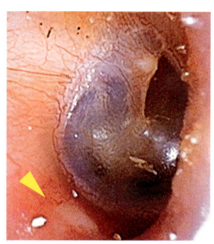

❸ 症例:術前の所見
右外耳道下壁に強い圧痛を伴う発赤を認めた(矢頭).

り,側頭骨骨髄炎,ANCA関連血管炎などの特殊炎症性疾患や悪性腫瘍などが鑑別にあがり,診断確定を目的に手術を施行した.

確定診断:外耳道下壁の骨面には,耳内所見で発赤がみられた部位に一致してびらんがあり,乳突削開を進めると,骨と骨髄内に腐骨と肉芽組織の増生が認められた.術中迅速診断で腫瘍性病変はないことが確認できたため,限局性の側頭骨骨髄炎と診断して,健常な骨組織が露出するまで腐骨と肉芽組織を除去した.

経過:術後治療として,骨髄炎の治療に準じガレノキサシン200 mg×2錠を8週間内服投与した.耳痛は,術後すみやかに消失した.耳掃除を再開しないよう注意し,術後9か月で再燃がないことを確認し終診とした.

> **ここがポイント！** 健康な若年者であっても，耳のかゆみをきっかけに始まった頻回の耳掃除が重篤な疾患を起こす可能性を示す症例である．通常の治療に対する反応が不良で，長期間症状が持続する難治症例に対しては常に悪性腫瘍，骨髄炎，特殊炎症性疾患などの可能性を念頭において診察にあたる．

（北澤明子）

文献

1) 大上研二．外耳・中耳癌．MB ENTONI 2010；116：9-15.
2) 後藤友佳子．皮疹のない外耳道掻痒症と掻破でもたらされる二次的変化．JOHNS 2004；20：855-8.
3) 生駒晃彦．かゆみ：この10年を振り返って．皮膚アレルギーフロンティア 2011；9：191-5.
4) 北澤明子ほか．手術により制御できた若年者の側頭骨骨髄炎例．耳鼻臨床 2016；109：83-8.

1章 耳

3 耳漏（耳だれが出る）

外来で想定，説明すべき5大疾患！
① 外耳道炎
② 外耳道真菌症
③ 急性中耳炎
④ 慢性中耳炎（術後耳を含む）
⑤ 特殊炎症，腫瘍の可能性

診断のポイント（❶，❷）
① その耳だれはどこからくるか
② 局所所見をよく観察
③ 随伴症状の確認

重大疾患の徴候
① 頭痛，耳痛を伴う場合．
② 顔面神経麻痺を併発．
③ 骨導聴力閾値の上昇．
④ めまい症状．

場面による注意点

- 日常診療では，外耳道湿疹，慢性中耳炎急性増悪が多い．
- 真菌感染は根気よく治療する．
- チューブ留置時の耳漏は，チューブ抜去が有効であることもある．
（以上は，通常の抗菌薬，抗真菌薬で改善することが多い．）
- 治療抵抗性の場合は，外耳道癌，頭蓋底骨髄炎，ANCA関連血管炎性中耳炎，結核性中耳炎，好酸球性中耳炎，コレステリン肉芽腫などにも留意して診断を進める（❸）．
  - 高齢者，糖尿病患者，免疫不全患者では，頭蓋底骨髄炎に注意する（強

❶ "耳漏"診断のポイント

既往歴
中耳炎，副鼻腔炎，耳手術歴，外傷，耳いじりの習慣，糖尿病，気管支喘息，免疫抑制状態
随伴症状
耳痛，かゆみ，難聴，耳鳴，めまい，頭痛，顔面麻痺
局所所見
鼓膜穿孔，鼓膜癒着，上鼓室陥凹，開放乳突腔（術後状態），外耳道湿疹，外耳道皮膚の腫脹
耳漏の性状
粘性，漿液性，血性，悪臭

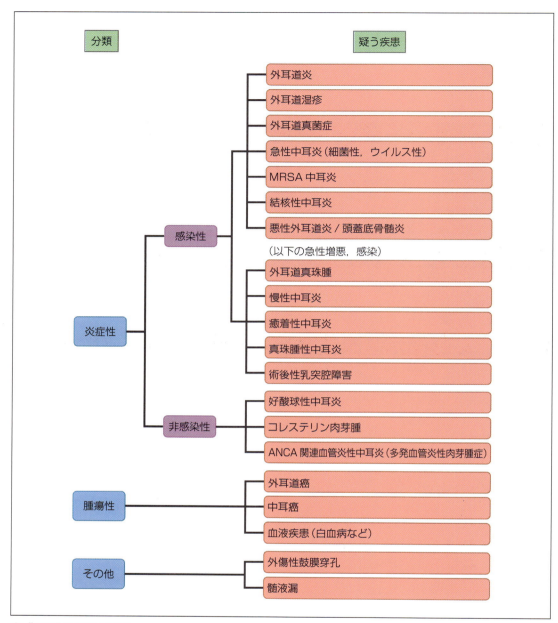

❷ "耳漏"から疑う疾患

　　い痛み，緑膿菌検出）．
- 喘息患者では好酸球性中耳炎の可能性を考慮する．
- 骨導聴力閾値上昇，めまい，顔面神経麻痺の合併があれば，ANCA関連血管炎性中耳炎，結核性中耳炎を考慮する．
- 血性耳漏がある場合は，悪性疾患以外にコレステリン肉芽腫を考慮する．

❸ **難治性耳漏となりやすい疾患とその対応**

疾患	特徴	検査	対応
外耳道真菌症	べったりした白色の耳漏	培養検査	抗真菌薬
結核性中耳炎	鼓膜穿孔, 結核既往, 骨導聴力低下, 顔面神経麻痺	抗酸菌培養, PCR, クオンティフェロン	抗結核薬
悪性外耳道炎/頭蓋底骨髄炎	緑膿菌, 高齢者, 免疫不全, 糖尿病	培養検査, 側頭骨CT, MRI, 骨シンチ	抗菌薬長期投与
好酸球性中耳炎	粘性高度耳漏, 喘息	耳漏好酸球	ステロイド
コレステリン肉芽腫	血性耳漏	耳漏中コレステリン結晶, MRI	ステロイド, 手術
ANCA関連血管炎性中耳炎	鼓膜, 外耳道の肥厚, 耳痛, 骨導聴力低下, 顔面神経麻痺	血清ANCA, 組織生検, 骨導聴力検査, 頭部造影MRI	ステロイド, 免疫抑制薬
悪性腫瘍	腫瘍性病変	組織生検, 側頭骨CT	原疾患による

- 腫瘍性病変, 肉芽組織をみたら, 組織生検を施行する.
  (いずれの場合もMRSAが検出されることがあり, 起炎菌か他疾患の耳漏か慎重に判断する.)

患者の年齢・性別・気質による対応

- 耳いじりの有無を検索する.
- 中年女性では頻回の耳掃除習慣が多い.
- 高齢, 免疫不全患者では, 緑膿菌検出に注意!

検査・診断の注意点

- 原因菌は初回に検査する. 抗菌薬使用後では病原菌が正確に検出されないことがある. 細菌培養のコツ：採取部位に注意し, コンタミネーションを避ける. 結核を疑う場合は滅菌小ガーゼを耳内にしばらく留置して, ガーゼごと抗酸菌培養検査, PCRに提出する.
- MRSAが検出されても, 起炎菌とは限らない!
- 耳漏は可及的にクリーニングしてから, 外耳道入口部から鼓膜まで詳細に観察する. 上皮化していない部分はどこか確認する.
- 骨導聴力の悪化がないか聴力検査を施行する.
- 側頭骨CTを施行し, 骨破壊の有無を確認する.
- 鼻症状, 眼症状, 頭痛, 下気道症状, 腎症状など多臓器の症状出現に留意する.
- 初回検査で診断がつかないことも少なくない. 疑う限り繰り返し検査をする.

症　例

患者：69歳，男性．

現病歴：6週間前から両耳閉感と難聴があり，2週間前に近医で滲出性中耳炎の診断で両側チューブ留置を施行した．その後，耳漏が反復し，骨導聴力閾値の上昇を認めたため，ステロイド点滴投与を開始した．しかし，右顔面神経麻痺が出現したため，当科紹介となった．

初診：耳内所見（❹）：外耳道の肥厚と耳漏を認めた．純音聴力検査（❺）：高度混合性難聴を認めた．側頭骨CT：骨破壊所見は認めなかった．血液検査：MPO-ANCA 103（正常<1.0）と上昇しており，ANCA関連血管炎性中耳炎と診断した．精査の結果，肺障害も認め，限局型多発血管炎性肉芽腫症と診断した．

治療・経過：プレドニゾロン60 mgから内服開始．耳漏は停止し，その後，顔面神経麻痺は治癒，聴力も改善を認めた（❻）．

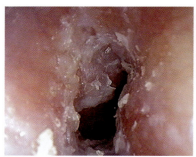 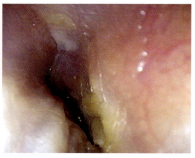

❹ 症例：耳内所見

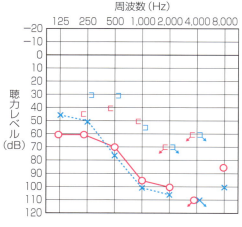

❺ 症例：初診時のオージオグラム

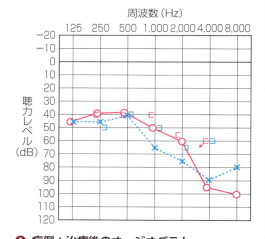

❻ 症例：治療後のオージオグラム

滲出性中耳炎において，鼓膜切開，チューブ留置後に止まらない耳漏は要注意である．とくに，顔面神経麻痺や頭痛がある場合はANCA関連血管炎性中耳炎を念頭に精査をする必要がある．

（森田由香）

文献

- 奥野妙子．26 耳漏．野村恭也ほか編．21世紀耳鼻咽喉科領域の臨床 1 症候．第1版．中山書店；1999．p.289-93.
- 森田由香ほか．ANCA関連血管炎による難治性中耳炎の検討—骨導閾値上昇を呈した9例16耳．Otol Jpn 2013；23：248-55.
- 植木雄志ほか．頭蓋底骨髄炎5症例の検討．日耳鼻 2015；118：40-5.
- 近澤仁志，小島博己．中耳結核．耳鼻咽喉科・頭頸部外科 2015；87：724-8.

耳鳴（耳が鳴る，音が変に聞こえる，頭が鳴る）

外来で想定，説明すべき5大疾患！
① 突発性難聴
② 外リンパ瘻
③ 聴神経腫瘍
④ 頭部動静脈奇形
⑤ 耳管開放症

診断のポイント（①）
① 自覚的耳鳴か，他覚的耳鳴か
② 急性発症か慢性か
③ 耳鳴の性状
④ 難聴，平衡機能障害などの随伴症状

重大疾患の徴候
① 急に発症した耳鳴では難聴を伴う急性疾患を見逃さない．
② 難聴，平衡障害の合併に注意する．
③ 拍動性耳鳴では血管病変を念頭におく．
④ 精神疾患の関与にも注意する．

場面による注意点

- 日常診療で耳鳴は高齢者に多くみられるが，そのなかで老人性難聴以外の疾患が隠れている場合がある．
- 慢性的な耳鳴では，まず外耳・中耳疾患の有無を確認し，聴力の評価を行う．聴力の左右差やdipが認められる場合はとくに聴神経腫瘍の存在に注意が必要である．
- 基礎疾患や薬剤性の難聴にも注意を要する．
- 救急外来では聴力評価が困難な場合が多いが，難聴の有無や平衡機能障害などの合併に注意し，早急な治療を要する突発性難聴や外リンパ瘻のような疾患を見逃さない．
- 持続性耳鳴でない場合は，積極的にオトスコープで他覚的耳鳴の鑑別を行うほか，呼吸や心拍に一致するかなど問診・聴診で確認する．

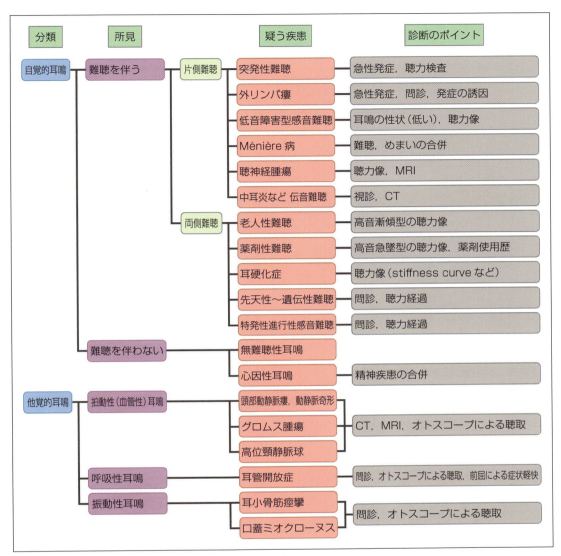

❶ "耳鳴"を呈する代表的な疾患の診断フローチャート
耳鳴の診断においては，問診，視診，他覚的検査所見を総合的に判断し，疑うべき疾患とそれに対する追加検査を考えていく．

患者の年齢・性別・気質による対応

- 耳鳴の多くは老人性難聴に伴う高音域のものであるが，低音障害型感音難聴やMénière病などでは低い耳鳴を訴える場合がある．
- 耳鳴を主訴に受診しても難聴については訴えないことがあり，急性感音難聴を見逃さない．
- 患者は耳鳴を重大な疾患の前兆と考えたり，耳鳴を放置すると難聴が悪化するなど

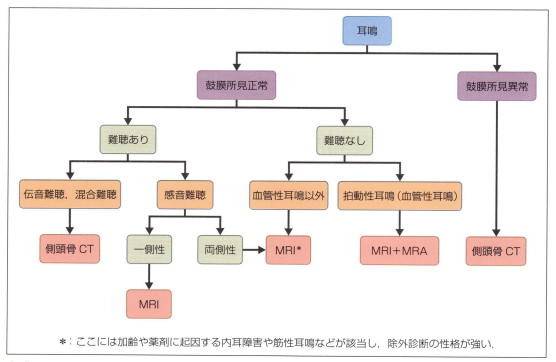

❷ "耳鳴"の画像診断フローチャート
耳鳴の原因疾患の鑑別には，症状，所見をもとに画像検査を行い，重大な疾患を見逃さないようにする．
（桂　資泰ほか．耳鳴診断に必要な画像検査．JOHNS 2007；23：53-7 より）

心配していることが多い．丁寧な病態の説明，対応の指導で不安を解消することが必要である．
- 耳鳴を他人にわかってもらえないことを苦痛と感じる患者は多く，受容的態度，共感をもって診察にあたる．
- 耳鳴を主訴に救急外来を受診するケースでは，心理的背景に不安やうつが関与していることがあり，自殺企図にも注意して慎重に対応する．
- 患者本人は耳鳴として訴えていても，詳細に聴取すると幻聴である場合もあり，診察時の言動，しぐさ，心気的な傾向にも注意を要する．

検査・診断の注意点

- 外耳，中耳疾患を顕微鏡や中耳内視鏡により観察し，伝音難聴の原因を見逃さない．
- 難聴の有無を確認するため聴力検査は骨導も含め必ず施行する．
- 外耳，中耳に問題がなく聴力に左右差がある場合には，CTやMRIによる評価も行う（❷）．
- オトスコープを用い，積極的に他覚的耳鳴の性状の聴取，鑑別を行う．
- 質問用紙などを適宜用い，うつ病の徴候がみられる際には精神科や心療内科へのコ

突発性難聴後遺症による耳鳴

突発性難聴後の耳鳴は多く，約9割の患者で後遺症としての耳鳴を自覚している[2]．
突発性難聴に対する治療としてはステロイドの点滴・内服が主流であるが，他の治療法としてステロイドの鼓室内投与，高気圧酸素療法，デフィブラーゼ治療などが行われている．また，新たな治療として突発性難聴急性期に健側耳に耳栓を，患側耳にヘッドフォンで集中的に音楽を聴かせるという音楽療法が試みられており，有意な改善を示すとの報告がある[3]．
後遺症状軽減のためにも治療効果を高めるとされるこれらの治療法を積極的に取り入れていくことが望まれる．

ンサルトを行う．

耳鳴の評価法

- 耳鳴患者の苦痛度を評価する際によく用いられるのがtinnitus handicap inventory（THI）である．質問紙形式で患者がどれくらい日常生活に支障をきたしているかを簡便に点数化することができ，治療効果の評価に有用である．
- また，耳鳴患者の1/3にうつ状態を認めるとの報告もあり[1]，うつの簡易検査としてSDS問診票を用いるのも有効である．うつ傾向が強い際は心療内科や精神科の併診も検討するべきである．

症例

患者：50歳，男性．
現病歴：誘因なく右拍動性耳鳴を自覚するようになった．耳鳴はシューシューという音で，運動に伴いリズムが速くなり，頸部の血管を圧迫すると停止した．
初診：鼓膜所見は正常で，THIは22/100．オトスコープで他覚的な耳鳴は確認できなかった．

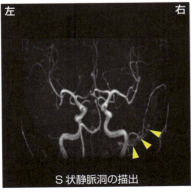
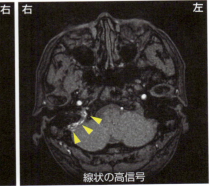

❸ 症例：MRA
右S状静脈洞に線状の高信号がみられ，硬膜動静脈瘻が疑われた．

経過：耳鳴の性状から血管性耳鳴を疑いMRI・MRAを施行したところ，右S状静脈洞付近に線状の高信号域がみられ，右硬膜動静脈瘻が疑われた（❸）．脳外科を紹介し，脳血管造影にて後頭動脈，上行咽頭動脈を流出動脈とする硬膜動静脈瘻を指摘され（❹，❺），局所麻酔下に血管塞栓術を施行した．術後，右拍動性耳鳴は消失し，THIは0/100と改善した．

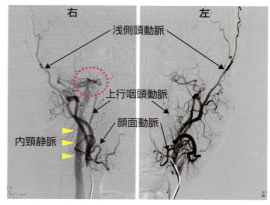

❹ 症例：外頸動脈造影（正面像）
上行咽頭動脈と連続する線状血管陰影の集簇と内頸静脈の血管影．

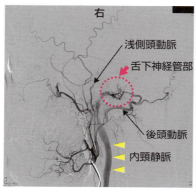 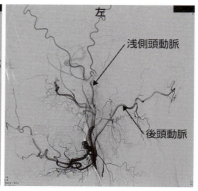

❺ 症例：外頸動脈造影（側面像）
上行咽頭動脈と後頭動脈を流入血管とする右舌下神経管部硬膜動静脈瘻の診断．

　血管性耳鳴ではオトスコープを用いての他覚的耳鳴の聴取，頸部血管の圧迫による耳鳴の消失や軽快，耳鳴が心拍と一致することなどが特徴であり，注意深く診察を行う．

（窪田　和）

文献

1) Hiller W, et al. Association between tinnitus and somatoform disorders. J Psychosom Res 1997；43：613-24.
2) 中島　務．難聴・耳鳴の疫学．耳鼻咽喉科・頭頸部外科 2013；85：1038-44.
3) 岡本秀彦．聴覚中枢の伝達と可塑性―新しい耳鳴と難聴治療．脳21 2014；17：284-9.

1章 耳

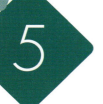

5 耳閉感（耳がつまる，耳がふさがった感じがする，自分の声が響く）

外来で想定，説明すべき5大疾患！
① 滲出性中耳炎
② 耳管開放症
③ 急性低音障害型感音難聴，突発性難聴
④ 耳垢栓塞
⑤ （外傷性）鼓膜穿孔

診断のポイント（①）
① 発症様式：急性発症か，緩徐発症か
② 持続時間，変動の有無
③ 随伴症状：耳痛，耳漏，難聴，耳鳴，自声強聴，聴覚過敏，めまいはあるか
④ 耳鏡所見
⑤ オージオグラム

重大疾患の徴候
① 急性発症．
② 難聴，めまいを伴う．
③ 外耳道，鼓膜は正常．
④ 純音聴力検査で骨導閾値低下．

場面による注意点

- 耳閉感と一言でいっても，「耳がつまる」「耳に膜が張ったようだ」「耳がモーンとする」など表現が多彩である．
- 中耳疾患のみならず，外耳，内耳，さらに後迷路性病変においても同様な症状が起きることがある．
- 詳細な問診が，鑑別に最も重要である．
- 急性低音障害型感音難聴と，耳管開放症などの鑑別に迷う場合は，まずは急性低音障害型感音難聴などの内耳疾患を第一に治療にあたる．

外耳疾患の特徴，対応

耳垢栓塞
- 耳垢栓塞による耳閉感は高齢者に多く発生する．

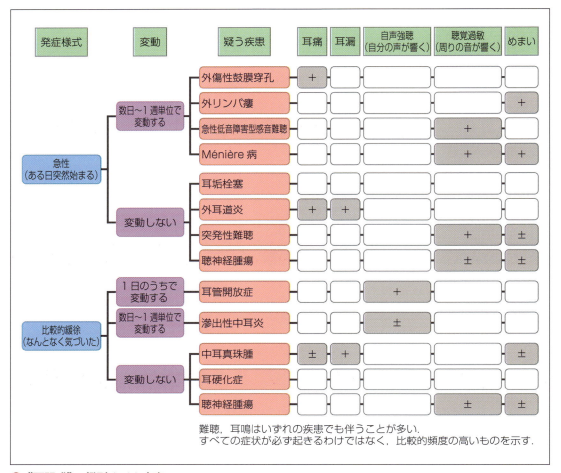

❶ "耳閉感"で鑑別すべき疾患

- 耳垢はある程度蓄積しても閉塞感は生じないが，外耳道を完全に塞ぎスペースがなくなると，難聴とともに耳閉感を生じやすい．そのため本症に伴う耳閉感は完全閉塞したときに生じる急性発症のことが多い．
- 耳垢除去後はすみやかに耳閉感が改善されることが多く，除去後も改善されない場合は他疾患の鑑別を考慮する．

外耳道炎

- 外耳道炎では耳痛や耳漏とともに耳閉感を訴えることがある．
- 原因の多くは綿棒などでの触りすぎであり，接触に伴う局所の炎症，皮膚バリア機能の破綻から細菌感染を合併する．検出される菌は多くの場合，黄色ブドウ球菌または外耳道常在菌であるコアグラーゼ陰性ブドウ球菌，コリネバクテリウムである．
- 自己クリーニングの中止，抗菌薬，ステロイド点耳薬にて症状は消失することが多い．

鼓膜・中耳疾患の特徴，対応

(外傷性)鼓膜穿孔

- 鼓膜に穿孔が生じると耳閉感を生じる．外傷性に穿孔をきたした場合は，耳痛，難聴とともに急性発症の耳閉感が起きる．外傷性鼓膜穿孔とともにめまいを伴う場合は外リンパ瘻も念頭におく．
- 通常は自然閉鎖することが多いため経過観察のみでよいが，穿孔閉鎖後も難聴が残る場合は耳小骨離断の可能性も考慮し，CTなどさらなる精査を行う．
- 慢性中耳炎で長期に穿孔がある場合は症状を訴えないことも多い．しかし，パッチテストをしてみると耳閉感が消失または出現することがあり，鼓膜穿孔に伴うなんらかの感覚の変化が生じていることが示唆される．慢性中耳炎の場合は手術による穿孔閉鎖が推奨される．

滲出性中耳炎

- 鼓室内に滲出液が貯留することで，難聴，耳閉感が生じる．本症の好発年齢は5歳をピークとする小児と，高齢者である[1]．
- 小児は両側性のことが多く，自ら耳閉感を訴えず，家人からの呼びかけに反応が悪いという訴えや，言葉の遅れから見つかる場合もある．小児によくみられるatelectatic ear(鼓膜弛緩症)では，難聴，耳閉感ともに訴えない場合が多い．
- 高齢者は片側のことも多く，片側性の滲出性中耳炎をみた場合は上咽頭癌などによる耳管閉塞も考慮し精査を行う．
- 消炎酵素薬などによる保存的治療で改善しない場合は，鼓膜切開，鼓膜チューブ留置などを行う．

耳硬化症

- 耳硬化症は難聴，耳鳴が主訴のことが多いが，耳閉感を訴える場合もある．その原因は不明だが，鼓膜，耳小骨のstiffnessの変化や，難聴に伴う音響学的変化が関連している可能性が考えられる．
- 一般的には両側性，中年女性に多いとされるが，必ずしも当てはまらないこともある．
- 鼓膜正常の伝音難聴，特徴的なオージオグラム，アブミ骨筋反射の消失などから診断し，程度に応じ手術を勧める．

中耳真珠腫

- 中耳真珠腫は，先天性，後天性，発生部位などによる分類，広がりの程度，炎症の活動性により症状はさまざまで，耳閉感を主訴または随伴する場合もある．
- 詳細な耳内所見の観察，CTにより，その程度を把握し，手術適応を判断する．
- とくに耳痛，耳漏を伴う場合は活動性が高く，進行する場合があるので注意を要する．

耳管開放症

- 耳管は咽頭腔と鼓室腔を連絡する3.5 cm程度の管であり，定常状態では閉鎖しており，嚥下時などに短時間開放する．
- 加齢，職業（長時間起立での仕事，汗をかく仕事），体重減少，ピル使用，妊娠，腎不全などが誘因となることがあり，開放状態が続くと，強い耳閉感，自声強聴，呼吸音聴取などの症状が生じる．通常，日内変動が大きく，臥位，前屈などで軽快する．
- 純音聴力検査では低音中心の気導閾値上昇，気骨導差を認めるが，測定するタイミングにより変動があることが多い．オージオグラムからは急性低音障害型感音難聴との鑑別が難しい場合もある．鼓膜の呼吸性動揺の確認，可能であれば耳管機能検査を行い診断の参考とする．
- 治療として生理食塩水の点鼻，鼓膜へのテープの貼付，漢方薬投与などがあるが，決定的なものはない．最近では経鼓膜的に耳管ピン挿入を試みている施設もある．
- これまで耳管狭窄症，耳管カタルといわれていたものも，詳細に診察を行うと耳管開放症のことがあり注意を要する．

内耳疾患の特徴，対応

外リンパ瘻

- 内耳と中耳を境する前庭窓，蝸牛窓に瘻孔が生じ，外リンパ液が漏出することで起こる．気圧，水圧の変化による外因性の圧外傷，鼻を強くかむなどの内因性の圧外傷が原因のことがあるが，原因の明らかではない特発性のものも存在する．
- 耳閉感のほか，体位などで変動する感音難聴，めまいを合併することが多い．
- 詳細な病歴聴取，複数回の純音聴力検査，眼振所見などから総合的に診断し，疑い症例に関しては手術による確認，内耳窓閉鎖を行う．

突発性難聴

- 一側性，急性に発症する．耳閉感のほか，多くは難聴，耳鳴を訴える．強いめまいを伴うこともあり，救急疾患として搬送される場合もある．
- 純音聴力検査では感音難聴を示すが，決まったオージオグラムの型はなく，さまざまである．通常は日内変動などの短期間での症状の変動はなく，反復しない．
- 治療としては循環改善薬，ビタミン薬，ステロイドなどを早期から投与する．

急性低音障害型感音難聴

- 突発性難聴と同様，一側性，急性に発症する．耳閉感のみを訴える場合もあるが，難聴，耳鳴，音が割れて聞こえるなどの聴覚異常感を伴う，またはこれらの症状を単独で訴えることもある．
- 純音聴力検査では低音障害型感音難聴であり，耳管開放症，Ménière病との鑑別が

難しい場合がある．数日という単位では変動することがあるが，日内変動することは少ない．
- 治療は浸透圧利尿薬，循環改善薬，ビタミン薬，ステロイドなどを投与する．

Ménière病
- 反復するめまい発作を主訴とする疾患であるが，耳閉感，難聴，耳鳴などがめまい発作の前兆，または同時に生じることがある．
- 純音聴力検査では低音障害型感音難聴であり，突発性難聴，急性低音障害型感音難聴との鑑別が難しい場合もある．
- 治療は浸透圧利尿薬，循環改善薬，ビタミン薬，ステロイドなどとともに，めまい症状緩和のために重曹水の点滴などを行うこともある．

後 迷路性疾患の特徴，対応

聴神経腫瘍
- 耳閉感以外に，難聴，耳鳴，聴覚異常感，めまいなどの症状を，単独あるいは複数認める．緩徐発症のイメージがあるが，40％程度は突発発症である．
- 谷型など頻度の低いオージオグラムを示す場合は本症を疑うべきであるが，高音障害型が最も多く，聴力正常な場合も5％程度ある[2]．
- 対側と比較してとくに中音域に左右差を認める場合や，非典型的な経過など，症状，検査所見などに違和感を感じた場合はMRIによる精査を行う．

なぜ耳閉感を生じる？

- 前述のように外耳道の閉塞，中耳腔内の液体貯留など物理的な閉塞により耳閉感が生じるだけでなく，内耳疾患，後迷路性疾患に伴い耳閉感が生じることもある．すなわち，物理的な圧刺激感知による耳閉感，音響学的感知の変化による耳閉感の少なくとも2種類が存在する．
- これまでの研究から鼓膜，中耳腔には圧刺激感知機能があり，鼓膜のほうがより感度が高いこと，年齢によりその感知機能は変化することがいわれている[3]．また，三叉神経節と内耳，蝸牛神経核には連絡路があること[4]，急性感音難聴患者では外耳道圧感覚が変化すること[5]などから，聴覚伝導路と体性感覚伝導路には密接な関係があり，耳閉感と関係があることが示唆されている．

症　例

患者：28歳，女性．
現病歴：5日前から右耳の耳閉感，音が響くことを主訴に受診した．症状は良い時と悪い時があるようで，悪い時には聞こえづらさ，モーンとする音が聞こえる感じがある．めまいはな

い．

初診：耳鏡所見は正常で，純音聴力検査では❷のように低音中心の閾値上昇を認めた．ティンパノグラムは両側A型であった．急性低音障害型感音難聴と考え，イソソルビド，メコバラミンを処方し，5日後の再診を指示した．

再診：再診までの5日間で耳閉感，難聴は変動，むしろ悪化したようだとの訴えであった．変動について詳細に問診すると，臥位では症状が改善し，座位，立位で悪化していた．職業はモデルで，体重コントロールのため食事制限をしていた．仕事がら一日中立ちっぱなしのことも多く，仕事中にとくに悪化するとのことであった．また子宮内膜症が高度でありピルの服用をしていた．耳鏡観察下に深呼吸をしてもらうと鼓膜の呼吸性動揺を認めた．前屈位をとると症状が消失した．

診断：以上から耳管開放症と診断し，病態を説明，症状悪化時に前屈位をとるなどの対症療法，生理食塩水の点鼻を指導した．

経過：症状は多少改善した程度ではあるが，病態，対症療法の理解により満足を得られている．

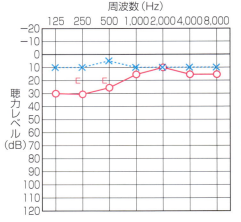

❷ 症例：純音聴力検査

> **ここがポイント！** 本症例のように耳閉感を主訴とする患者で，純音聴力検査が軽度の低音閾値上昇の場合，診断に迷うことがある．患者背景，症状変化時の様子，耳鏡で鼓膜を観察しながら深呼吸をしてもらうなど，詳細に所見をとることが大切である．鑑別としてあげられる急性低音障害型感音難聴として対応することは初期対応としてはよいが，もしいつまでも耳管開放症の確定診断が得られなかったら，不必要な投薬を継続することになったかもしれない．

（高橋邦行）

文献

1) 高橋邦行ほか．鼓膜換気チューブ留置術—チューブの選択と適応．JOHNS 2014；30：69-73．
2) 高橋邦行ほか．聴神経腫瘍症例の聴力像の検討．Otol Jpn 2011；21：23-8．
3) Sakata T, et al. Air pressure-sensing ability of the middle ear-investigation of sensing regions and appropriate measurement conditions. Auris Nasus Larynx 2009；36：393-9．
4) Vass Z, et al. Endolymphatic hydrops reduces retrograde labeling of trigeminal innervation to the cochlea. Exp Neurol 1998；151：241-8．
5) Sakata T, et al. Modulation of somatosensory abilities and the feeling of ear fullness in patients with acute sensorineural hearing loss. Auris Nasus Larynx 2012；39：265-9．

1章 耳

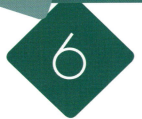

6 難聴(聞こえが悪い，耳がつまる，音が響く，音が割れて聞こえる)

外来で想定，説明すべき5大疾患！
① 突発性難聴
② 急性低音障害型感音難聴
③ 聴神経腫瘍
④ 中耳疾患による難聴（慢性中耳炎など）
⑤ 加齢・騒音性難聴

診断のポイント（❶，❷）
① 片側vs両側，急性vs慢性で病態を把握
② 詳細な病歴聴取が重要
③ 他覚的検査を有効に活用
④ 小児の難聴は疾患構成の相違や言語発達への影響などを考慮

重大疾患の徴候
① 聴神経腫瘍：突発的な発症も多い．
② ANCA関連血管炎性中耳炎：耳内所見のみでは説明のつかない急性感音難聴に注意する．
③ 機能性難聴：急性発症，両側同時発症を訴えることも少なくない．
④ 進行性難聴：難聴が徐々に進行する経過の一部分を診ている可能性を考慮する．
⑤ 耳硬化症：鼓膜所見に異常のない伝音・混合性難聴も念頭におく．

場面による注意点

- 難聴をおおまかに「片側vs両側」「急性vs慢性」で分類することで，病態の把握が容易となる（❶）．それぞれの特徴は以下の通りである．

片側急性難聴
- 片側急性難聴の代表は突発性難聴である．治療はステロイドが一般的であり，ほかにさまざまな治療法が提唱されているが，いずれも早期治療が重要である点については一致している．❶で片側急性難聴にあげた疾患も，多くは早期治療が望ましい疾患である．したがって，片側急性難聴症例を診察した際には，治療時期を逃さずに対応する必要がある．

片側慢性難聴
- 片側慢性難聴では，まず聴神経腫瘍を鑑別すべきである．

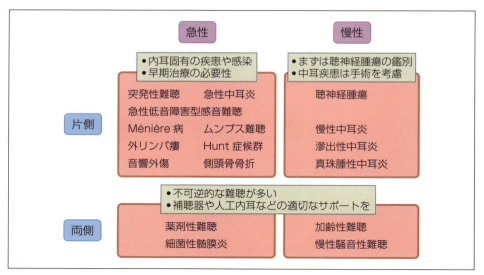

❶ "難聴"をきたす一般的な疾患

- また，❶にあるように，中耳疾患の多くはここに分類される．したがって，聴神経腫瘍でないと判断した後は手術による聴力改善の可能性について検討する必要があり，鼓膜所見や側頭骨CTなどが重要となる．

両側急性難聴
- 両側が同時に悪化する急性難聴は少ない．典型的なものは，細菌性髄膜炎と薬剤性難聴である．これらは病歴を聴取することで容易に診断可能である．
- 一方で，左右別々に悪化してくる疾患は少なくないため，注意が必要である．

両側慢性難聴
- 加齢性難聴，慢性騒音性難聴など，日常診療で最も多く遭遇する難聴である．
- 原則として治療で難聴が改善することはない．しかし，難聴による生活への支障は片側難聴と比べ大きく，補聴器や人工内耳など適切なサポートを提示できるかどうかが重要となってくる．

患者の年齢・性別・気質による対応

- 乳幼児の難聴は，自覚的な訴えがないため病態の把握が困難である．新生児聴覚スクリーニングや乳幼児健診などで難聴が疑われた場合，専門施設での診療が望ましい．
- 就学期以降の小児は，成人と同様に「片側vs両側」「急性vs慢性」で病態を把握する．しかし，成人と比較して，突発性難聴，聴神経腫瘍などの頻度が低く，先天性疾患や機能性難聴が多いなど，疾患構成に違いがあるため注意する．

- 乳幼児の難聴は言語発達に，就学期以降の難聴は学業面への影響が大きいため，難聴を疑った場合はいずれも早期に対応するべきである．

検査・診断の注意点

- 「急性vs慢性」を診断する際に気をつけるべきなのは，本当に申告通り急性発症なのかどうかという点である．詳細に病歴を聴取すると，実は以前から聴こえが悪かったにもかかわらず，「急に悪くなった」と申告していたというケースがある．このような場合には，聴こえの推移について左右別々にできるだけ具体的な問診を行うのがよい．
- 純音聴力検査が基本となるが，他覚的な検査も積極的に活用すべきである．
  - アブミ骨筋反射：耳小骨の固着・離断，顔面神経麻痺では患側検出の反射が消失する．一方，聴神経腫瘍や高度難聴では患側刺激の反射が消失する．
  - 耳音響放射（OAE）：反応良好であった場合には内耳機能が保たれている可能性が高い．反応不良の場合は，内耳障害だけでなく伝音障害の可能性も考慮する．低音域の評価はできないため注意が必要である．
  - 聴性脳幹反応（ABR）：他覚的聴力検査としての閾値測定と，後迷路障害の評価としての潜時測定の，主に2つの検査意義がある．OAEと同様に低音域の評価は難しい．
  - CT：中耳病変の診断には必須である．また，先天性難聴に対する中・内耳奇形の評価にも有用である．聴神経腫瘍の診断にはあまり適さない．
  - MRI：原因不明の感音難聴の精査に有用である．聴神経腫瘍を診断する目的のみであれば，ガドリニウム造影は行わずに高解像度T2強調画像を撮像すればよい．特殊炎症や髄膜病変などの評価には造影を行う．

注意すべき疾患

- 「片側vs両側」「急性vs慢性」の分類からはずれる注意すべき疾患について解説する（❷）．

聴神経腫瘍

- 聴神経腫瘍は，一般的に片側慢性難聴をきたすとされる．しかし，実際には突発性難聴で発見される聴神経腫瘍は少なくない[1]．したがって，片側急性難聴では聴神経腫瘍を鑑別に入れるべきである．
- 検査所見では，純音聴力検査における1〜2 kHz中心の谷型・dip型難聴が参考となる．聴神経腫瘍のすべてがこのような聴力像をとるわけではないが，他の疾患に比べその頻度は高い．
- アブミ骨筋反射では，患側刺激において反応が消失することが多い．
- 最も鋭敏な生理検査はABRであるが，すべての施設で施行できるわけではないの

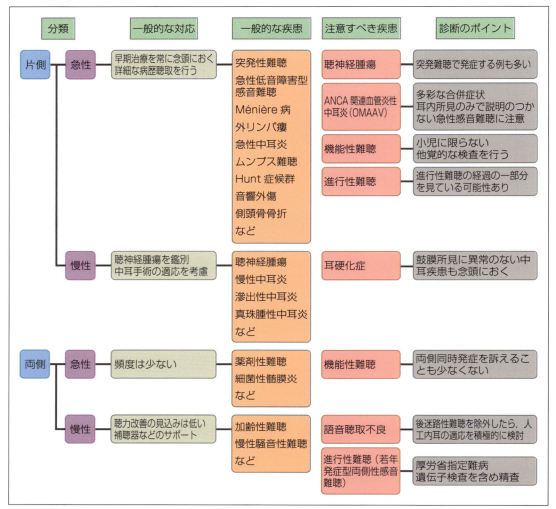

❷ "難聴"をきたす疾患の一般的な対応と注意すべき疾患

で,聴神経腫瘍を疑った場合はMRIを行うのがよい.
- MRIは,CISS(constructive interference in steady state)などの高解像度T2強調画像が撮像できるなら,造影剤を使用しなくても聴神経腫瘍は同定できる.ただし,厚いスライスの画像しか撮れない場合は造影なしでは見逃す可能性があるため,他院に依頼する際は,聴神経腫瘍の診断目的であることをしっかり伝える必要がある.

ANCA関連血管炎性中耳炎
- ANCA関連血管炎は,かつてWegener肉芽腫症とよばれた多発血管炎性肉芽腫症(granulomatosis with polyangiitis:GPA)に代表される全身疾患である.近年,ANCA関連血管炎のなかに,難治性中耳炎とともに急性の骨導閾値上昇を呈する

疾患群があることがわかってきた．日本耳科学会では，これらをANCA関連血管炎性中耳炎（otitis media with ANCA-associated vasculitis：OMAAV）として提唱し，2013年に発足した同学会のOMAAV全国調査ワーキンググループで，「ANCA関連血管炎性中耳炎診断基準2015」が作成された[2]．

- 難聴を初発症状とし，難治性の中耳炎を呈しながら気導聴力だけでなく骨導聴力も急速に悪化する．はじめは片側難聴でも，その後両側難聴に進行し両側聾となるケースもある．耳痛，顔面神経麻痺，肥厚性硬膜炎などを合併する例もあり，くも膜下出血により不幸な転帰をたどった例も知られている．ステロイドや免疫抑制薬が奏効する可能性があるため，本疾患を疑ったら早期の対応が必要である．
- 耳内は急性中耳炎，滲出性中耳炎の所見を呈することが多いが，鼓膜炎，外耳炎として現れることもある．このような耳内所見だけでは説明のつかない急性の骨導閾値上昇をみたら本疾患を疑うべきである．
- 検査では，PR3-ANCA，MPO-ANCAが重要であるが，初期にはこれらが正常範囲であることも少なくない．また，他院で突発性難聴としてステロイド治療が行われていると検査結果がマスクされてしまうこともあり，正常範囲であっても注意を怠ってはいけない．
- 造影MRIでは肥厚性硬膜炎や内耳の造影効果がみられることがある．

機能性難聴

- 機能性難聴は，突発性難聴と誤認して不必要なステロイド治療を行ってしまうことがあるため注意が必要である．
- 小児の疾患というイメージが強いが，成人でもみられる．
- 機能性難聴では，片側より両側発症の症例が多いという報告がある[3]．両側同時に聾になったというケースも時に経験する．前述のように，両側同時に悪化する急性難聴は少ないため，このような場合は機能性難聴を疑う必要がある．
- 診断は，純音聴力検査と他の聴覚検査の乖離が決め手となる．しかし，語音聴力検査や自記オージオメトリーなどは，機能性難聴にもかかわらず純音聴力と同等に悪化している場合もある．そういった場合は他覚的聴力検査を行う．
- 確実な診断にはABRであるが，外来で簡便に行うことのできるOAEも有用である．
- 注意しなければならないのは，器質的な難聴に機能性難聴を合併した場合である．もともと軽～中等度の器質的な難聴があり，機能性難聴の合併により高度難聴を呈するケースは決してまれではない．とくに低音域の難聴はOAEやABRでの診断が難しいため，見逃される可能性がある．

耳硬化症

- 耳硬化症[4]は，アブミ骨の固着による混合難聴を呈する疾患である．一般的には両

Column: 人工内耳の適応について

　日本耳鼻咽喉科学会の成人人工内耳適応基準には「90 dB以上の高度難聴」と記載されているため，上記基準に適合しない場合「これ以上，対処方法がありません」と説明してしまうことになる．しかし諸外国の適応基準はさまざまであり，純音聴力閾値ではなく語音聴力検査の結果を基準とする国もある．また本邦の人工内耳適応基準自体もまだ完全に確立されたものではなく，小児の適応基準は語音聴力などの要件も盛り込まれて2014年に改訂されている．実際に自験例でも，聴力閾値が90 dB未満であるにもかかわらず補聴器装用下の語音聴取がほぼ0％であり，人工内耳により良好な成績が得られた症例が複数存在する．補聴器でのコミュニケーションが難しい症例については，純音聴力のみではなく，一度人工内耳を念頭においた詳細な検査を行うことが望ましい．

　側性とされているが，左右差があり片側慢性難聴として受診することも多い．
- Carhart notchとよばれる2,000 Hz付近の骨導悪化を示すことや鼓膜所見が正常であることから，中耳疾患とみなされずに放置されることもありうる．手術による聴力改善が見込めることから適切に診断すべきである．
- 診断には，純音聴力検査におけるstiffness curveとCarhart notch，患側検出のアブミ骨筋反射消失が重要である．
- 比較的難聴が軽いうちからOAEの反応が不良となるのも特徴である．
- 語音聴力検査では，語音了解閾値は悪化するが，語音弁別能（最高語音明瞭度）は良い値を保つ．
- CTでは異常所見を示さないことも多いが，前庭窓前縁にごくわずかな脱灰像がみられることがあり，診断の役に立つ．

進行性難聴
- 進行性難聴の初回急性増悪は，突発性難聴との区別がつかない．複数回の難聴増悪歴がある患者もいる．「突発性難聴は二度ならない」と説明されることがあるが，進行性難聴の場合はその限りではない．
- 進行性難聴症例の長期経過観察で半数近くの症例が両側70 dB以上の高度難聴に至ったとの報告もあり，初期に軽度難聴であっても難聴増悪の可能性は常に念頭におき，可能であれば定期聴力検査を行うことが望ましい．
- これらの両側性進行性難聴は「特発性両側性感音難聴（特難）」とよばれてきたが，そのなかには多くの疾患が含まれていたと考えられる．近年，遺伝子検査の進歩などから，これらのなかに遺伝性疾患が多く含まれていることが明らかになってきた．
- 2015年に厚生労働省指定の難病として「若年発症型両側性感音難聴」が追加された．診断基準は以下の3つであり，今後遺伝子検査の重要性が増してくるものと思われる．

先天性難聴の遺伝子診断

先天性難聴の遺伝子検査は2012年に保険収載された．検査可能な遺伝子は当初10遺伝子46変異であったが，順次追加されており，2015年8月からは本疾患の診断に必要な*ACTG1*遺伝子，*CDH23*遺伝子，*COCH*遺伝子，*KCNQ4*遺伝子，*TECTA*遺伝子，*TMPRSS3*遺伝子，*WFS1*遺伝子などを含めた19遺伝子154変異の検査が可能となった．『遺伝性難聴の診療の手引き2016年版』[5]が出版されており，参考となる．

①遅発性，若年発症である難聴を認める
②両側性難聴を認める
③原因遺伝子が同定されており，かつ既知の外的因子が除外されているもの

語音聴取が悪い症例

- 純音聴力検査に比して語音聴力検査の結果が悪い場合，後迷路性難聴を疑うのが基本である．両側性の場合は，まれではあるが，脳表ヘモジデリン沈着症，髄膜癌腫症などが鑑別としてあげられる．
- 一方で，内耳性難聴でも純音聴力に比して語音聴取が悪いケースもある．後迷路性難聴をきたす疾患を除外した後には，人工内耳の適応を検討するべきである．

小児の難聴で注意すべきポイント

新生児聴覚スクリーニング片側referについて

- 日本耳鼻咽喉科学会の全国調査から，片側refer症例のうち約10%は両側難聴であることが判明した．
- 片側passだからといって片側正常と診断してはならない．
- 片側referは，両側referと同様に精密聴力検査機関へ紹介すべきである．

軽・中等度難聴について

- 就学期以降に，初めて軽・中等度難聴が発見されることがある．
- 言語発達には遅れがないようにみえるケースが多いが，学業上の支障が生じることがわかってきている．また，静寂下では聴き取れても，騒音の多い集団生活では聞き逃し・聞き間違いが起こりうる．
- 近年，全国的に軽・中等度難聴児への公的補聴器助成が広まってきており，軽度難聴に対する補聴器適応も積極的に検討すべきである．

症　例

患者：17歳，女性．

主訴：左難聴．

既往歴，家族歴：特記事項なし．

現病歴：2日前から左耳の耳鳴が出現し，聴こえなくなったとして耳鼻咽喉科を受診した．

初診：時々左耳痛があるとのことだが，耳内所見は異常なし．純音聴力検査では左聾であった（❸）．左突発性難聴として入院のうえ，ステロイド点滴治療を開始した．

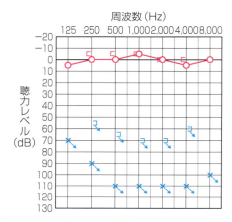

❸ 症例：純音聴力検査

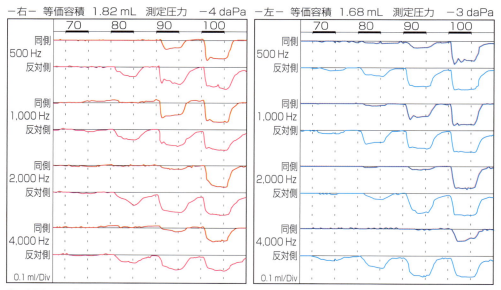

❹ 症例：アブミ骨筋反射

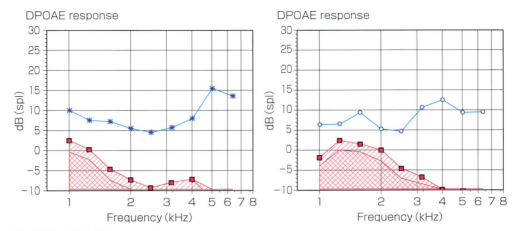

❺ 症例：DPOAE

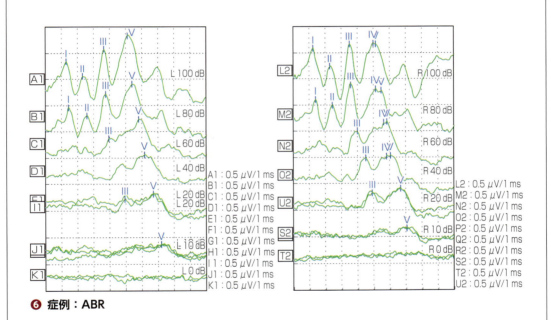

❻ 症例：ABR

確定診断：入院後，病室で左耳にイヤホンをしてテレビを見ているところを看護師に発見された．アブミ骨筋反射（❹），歪成分耳音響放射（DPOAE）（❺），ABR（❻）を施行したところ，いずれも反応良好であり，機能性難聴と診断された．

> **ここがポイント！** 突発性難聴と誤認してしまった機能性難聴症例である．このように急性発症で受診する例も少なくない．耳痛や腹痛などを訴えるケースもある．両側性の場合は，実際の会話状況との比較で気がつくことが多い．片側性の場合は他覚的検査が重要である．ABRが最も確実であるが，外来で簡便にできるのはOAEである．また本症例のように純音聴力検査で聾の場合は，アブミ骨筋反射との乖離も診断の一助となる．

（泉　修司）

文献

1) 高橋真理子，村上信五．聴神経腫瘍と突発難聴．耳鼻咽喉科・頭頸部外科 2015；87：602-10．
2) 吉田尚弘ほか．ANCA関連血管炎性中耳炎（Otitis media with ANCA-associated vasculitis：OMAAV）診断基準2015とその解説．Otol Jpn 2016；26：37-9．
3) 小泉弘樹ほか．機能性難聴143例の臨床統計．Otol Jpn 2014；24：129-35．
4) 小川　郁ほか．耳硬化症Update―病態と診断．耳鼻臨床 2009；102：169-75．
5) 日本聴覚医学会編．遺伝性難聴の診療の手引き2016年版．金原出版；2016．

1章 耳

7 めまい
（目がまわる，ふらふらする，目の前が暗くなる，意識が遠くなる）

外来で想定，説明すべき5大疾患！
① 最も頻度の高い，良性発作性頭位めまい症（BPPV）
② 見逃してはいけない，脳血管障害
③ 難聴に関して救急対応が必要な，めまいを伴う突発性難聴
④ Ménière病
⑤ 前庭神経炎

診断のポイント
① 脳血管障害の否定
② BPPVであるかどうか
③ 主訴がめまいであっても急性聴覚障害，とくに低音障害型急性感音難聴を見逃さないこと

重大疾患の徴候
① 回転性めまいで方向固定性の眼振を認めても，激しい頭痛は小脳出血のサイン．
② 複視，構音障害，顔面・四肢の感覚障害・運動麻痺，小脳症状は脳梗塞のサイン．
③ 出血性ショックや徐脈性不整脈の患者が「めまい」を訴える場合があることに注意する．
④ 蝸牛症状は内耳障害のサイン．

場面による注意点

- 多忙な耳鼻咽喉科外来でめまいを訴える患者を診察するのは困難を伴う場合も多い．まれではあるが小脳出血や脳梗塞など生命にかかわる疾患がめまいで発症する場合もあり，これは見逃してはならない．
- めまいの原因別頻度を理解したうえで診療にあたることが大切である．たとえば，慢性のふらつきを訴える患者が受診したときに，頻度的には大変まれな脊髄小脳変性症を念頭において診断していく必要はない．
- めまいの原因別の頻度についてのデータをみると，良性発作性頭位めまい症（BPPV）が最多であることに変わりはないが，その頻度は市中病院では41％[1]，同地区にある大学病院では26％であり（❶），プライマリケアとしてめまいを診る頻度が高い開業医や救急外来ではさらにBPPVが高頻度になっていると予想される．

患者の年齢・性別・気質による対応

- 高齢者，高血圧・糖尿病の合併がある患者，初発めまい患者では，脳血管障害の除

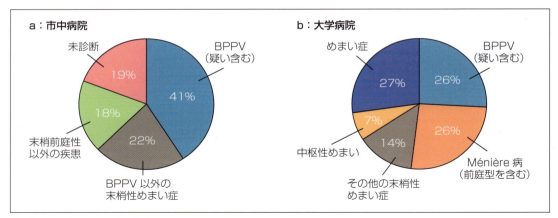

❶ "めまい"の原因別の頻度
a：大阪府吹田市，市立吹田市民病院耳鼻咽喉科，1,007例（1999〜2000年）．
b：大阪府吹田市，大阪大学耳鼻咽喉科めまい外来，1,571例（2005〜2010年）．
市中病院（a）では大学病院（b）に比べBPPVの頻度が高い．めまいの原因別頻度を知って，診断を進めることが重要である．

(a：宇野敦彦ほか．日耳鼻 2001[1]より)

外にとくに注意する．
- ストレスの多い患者では低音障害型急性感音難聴に伴う急性めまいの可能性がある．この場合，難聴を自覚しないこともある．難聴の訴えがなくても，聴力検査で難聴の有無を調べることが重要である．
- 慢性のめまい感，浮動感を訴える患者では急を要するケースは少ないが，原因としては心因が関与している場合が多い．
- 所見のないめまいで心因の関与も少ない慢性めまいでは，最近概念が提唱されたpersistent postural-perceptual dizziness（PPPD：持続性自覚性姿勢誘発ふらつき）を疑う[2]．

検査・診断の注意点

問診から診断のイメージをつくっていく（❷）

- 急性めまいを診療するうえで，まずは問診から診断のイメージをつくっていくことが重要である．はじめに，発症様式が単発性（初回）なのか，再発・反復性なのかで分類する．次に，めまいの誘因と合併症の有無を問診し，さらに難聴や耳鳴などの蝸牛症状の有無を問診する．
- 初回めまい発作で，高血圧や糖尿病の合併症がある場合は，脳梗塞を疑うことが必要である．その際は，物が二重に見えないか，ろれつがまわらないか，顔面や手足のしびれ・動かしにくさがないか，などの中枢症状の有無を問診し，これらがあれば，脳梗塞を念頭におく必要がある．
- 初回めまい発作で，合併症がなく，蝸牛症状がある場合は，めまいを伴う突発性難

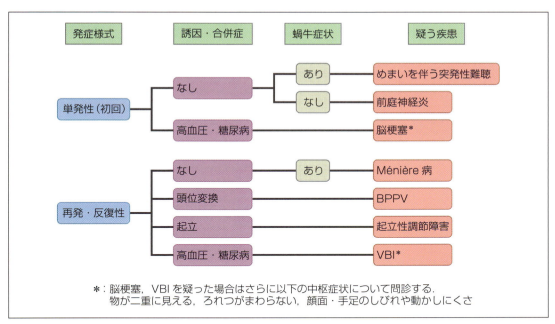

❷ "急性めまい"診断フローチャート：問診
急性めまいの問診では，発症様式，誘因と合併症，蝸牛症状の有無から，ある程度あたりをつけて診察する．

聴を考え，誘因・合併症・蝸牛症状のいずれも認めない場合は前庭神経炎を疑う．
- 発症様式が再発・反復性で過去にもめまいの既往があり，高血圧や糖尿病の合併がある場合は，椎骨脳底動脈循環不全（VBI）を疑い，先ほどと同様に中枢症状の問診を行う．一過性に中枢症状があった場合はVBIの疑いが強くなる．
- 再発・反復性で，合併症や誘因もなくめまいを反復する場合で蝸牛症状を合併するときは，Ménière病を疑う．
- 再発・反復性で，頭位変換が誘因の場合はBPPV，起立が誘因の場合は起立性調節障害を疑う．

問診後の診察・検査（❸）
- 問診で脳梗塞やVBIを疑った場合は，眼球運動障害，構音障害，顔面・上肢の運動麻痺と感覚障害，上下肢の小脳症状の有無を診察する．これらが認められれば脳卒中によるめまいとして専門医にコンサルトする．
- 問診で脳梗塞やVBIが否定的であった場合は，まず全身の診察から始める．血圧測定，眼瞼結膜の診察（貧血チェック），橈骨動脈の脈をとって徐脈性不整脈の有無をチェックする．採血や心電図を全例に行う必要はないが，このような一般的な診察は重要である．血圧低下，貧血があれば出血性ショックを，徐脈性不整脈があれば失神発作によるめまいを疑い，静脈路確保のうえ専門医にコンサルトする．
- 上記の中枢症状がない場合，次に眼振をチェックする．眼振は耳鼻咽喉科医であれ

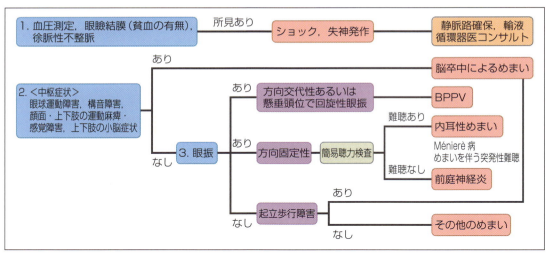

❸ "急性めまい"診断フローチャート：診察
急性めまいの診察では，ショックや失神発作など真性でないめまいや脳血管障害の否定が重要である．その後，眼振の性状から最も頻度の高いBPPVであるかどうか診断する．

ば，Frenzel眼鏡あるいは赤外線CCDカメラを装着して観察すべきである．前述のように頻度的にはBPPVが最も多いため，座位から懸垂頭位への頭位変換眼振を観察し回旋成分を含む眼振を認めたり，懸垂頭位から座位へ起き上がるときに眼振の向きが逆転するなど方向交代性眼振を認めた場合はBPPVと診断する．

- このような動作でみられる眼振が，方向が不変で常に一定方向を向いている（方向固定性）場合は，BPPVは否定的となる．方向固定性の眼振を認め，聴力検査で一側難聴があった場合はMénière病やめまいを伴う突発性難聴，なかった場合は前庭神経炎を疑う．
- いずれの眼振も認めなかった場合には，起立や歩行に障害がないかをチェックする．この際に躯幹失調や高度の歩行障害を認めた場合は，再度脳卒中を念頭におく．中枢症状や眼振もなく，歩行障害もない場合は，「その他のめまい」となる．心因性めまいが鑑別にあげられるが，急性めまいとして対処する必要性は低いと判断できる．
- 問診であたりをつけていた診断と診察結果が一致した場合は，その診断で間違いないと考える．

症　例

患者：52歳，男性．1年前からの浮動感を主訴に来院．
現病歴：1年前，感冒罹患後に強い回転性めまいを生じたが，約2週間で回復した．その後，慢性持続性のふらつき，浮動感が出現した．症状は常にあるわけではなく，月に20日程度，一日のうちでも起きている時間の半分くらいは症状がある．発作性のめまいや回転感覚を伴うめまいではない．蝸牛症状も伴わない．めまいは臥位や座位より立位で起きやすく，急な

頭の動きで誘発されることが多いが，誘因なく起こる場合もある．コンピュータ画面のスクロール，映画館など大画面で速く動くものを見たときや，逆に読書で細かな文字を見たときなど，視覚で誘発される場合が多い．

初診：自発眼振，頭位眼振，頭位変換眼振を認めない．重心動揺検査正常．カロリックテストでは右CP 40％であった．聴覚に異常なし．心理アンケートではうつ・不安障害の合併なし．

診断：persistent postural-perceptual dizziness（PPPD：持続性自覚性姿勢誘発ふらつき）[2]．

解説：この疾患は急性めまいではなく慢性持続性のふらつきを訴える疾患である．当初のエピソードは右前庭神経炎であり，その後PPPDを続発したと考えられる．現在の症状は必ずしも体動で誘発されるわけではなく，動的代償不全では説明できない症状である．このようにPPPDは，なんらかの前庭疾患やパニック障害など急性めまいの原因となる先行疾患が存在する場合が多い．客観所見に乏しく自覚症状の問診から診断される．

 心理背景もなく，異常所見も見当たらないという症例もあるので，診断をつけるためにはPPPDという疾患が存在するということを認識しておくべきである．

 持続性自覚性姿勢誘発ふらつき（PPPD）

　　PPPDは，Brandtらが提唱したPPV（phobic postural vertigo：恐怖姿勢めまい）に近い疾患概念ではあるが，PPVでは強迫神経症の合併頻度が高いとされているのに対し[3]，PPPDでは心理背景に関しては定義上はふれられていない．いわゆる狭義の心因性めまいとは異なる疾患であるが，パニック発作や不安症の合併が多い．この症例のように，視覚刺激で誘発される，上体を起こしているときに発症する，体動で悪化するなどの特徴をもつ．

　　欧米には，PPPDと近い疾患概念であるPPVはBPPVの次に多い疾患との統計もある[3]．fMRIによる検討では，空間認知や感覚統合，恐怖に関する脳部位の活性が低いとのpreliminaryな報告があり[4]，一時的な感覚（末梢前庭機能）障害後の高次認知脳機能低下が病態に関与している可能性が高い．精神疾患の合併にかかわらず，選択的セロトニン再取り込み阻害薬（SSRI）の有効性が報告されている[2]．

（堀井　新）

文献

1) 宇野敦彦ほか．市中病院耳鼻咽喉科における最近のめまい統計．日耳鼻 2001；104：1119-25．
2) Staab JP, et al. Diagnostic criteria for persistent postural-perceptual dizziness（PPPD）: Consensus document of the committee for the classification of vestibular disorders of the Bárány society. J Vestib Res（in press）.
3) Brandt T. Phobic postural vertigo. Neurology 1996；46：1515-9.
4) Indovina I, et al. Role of the insula and vestibular system in patients with chronic subjective dizziness: An fMRI study using sound-evoked vestibular stimulation. Front Behav Neurosci 2015；9：334.

2章

鼻

2章 鼻

8 鼻漏（鼻だれが出る，鼻汁がのどに落ちる）

外来で想定，説明すべき5大疾患！
① 急性・慢性鼻副鼻腔炎
② アレルギー性鼻炎
③ 好酸球性副鼻腔炎
④ 鼻副鼻腔腫瘍
⑤ 上咽頭腫瘍

診断のポイント（①，②）
① 鼻漏の性状，鼻粘膜の状態に注意を払う
② 副鼻腔自然口の解剖学的位置関係を十分理解する
③ アレルギー性か否か，原因抗原は何かを把握するため，効率良く検査を行う

重大疾患の徴候
① 頻回に血性鼻漏を生じるときは，腫瘍，肉芽腫，血液疾患などが隠れていることがある．
② 鼻漏に悪臭があり，鼻内の痛みを伴うときは，鼻腔異物のほか，副鼻腔真菌症，鼻副鼻腔悪性腫瘍および，上咽頭腫瘍の場合がある．
③ 外鼻や顔面の変形，眼球運動障害の有無について，常に注意を払う必要がある．
④ アスピリン喘息を含む気管支喘息合併例の副鼻腔炎患者は，好酸球性副鼻腔炎を念頭に精査を行う．
⑤ 症状の変化（急性増悪）により再診するタイミングをよく説明しておく．

場面による注意点

- 急性疾患か慢性疾患かを鑑別するため，発熱，疼痛などの随伴症状に加え，鼻漏の持続期間（罹病期間）の確認は重要である．
- 小児では，保育園児かどうか，合併症の有無，1か月以内の抗菌薬投与歴について，成人では，糖尿病や，喘息などの下気道疾患の合併の有無についての問診が重要である[1]．
- 一般に，膿性，粘膿性の鼻漏は，細菌感染による鼻漏である頻度が高く，漿液性の鼻漏は，非感染性疾患である場合が多い．ただし，感冒初期は漿液性鼻漏であることが多いため，その鑑別には注意が必要である．
- アレルギー性鼻炎と類似の症状と非特異的過敏性をもちながら，アレルギーの証明ができない非炎症性疾患があることを念頭におく必要がある[2]．
- 一側性鼻漏ないし左右差が大きい病変のときは，上顎癌，副鼻腔乳頭腫などの腫瘍

性病変，また副鼻腔真菌症，鼻腔異物，歯性上顎洞炎などの鑑別を必要とする[3]．
- 血性鼻漏や悪臭を伴う鼻漏は，時に悪性腫瘍が隠れていることがあり，とくに注意を要する．
- 後鼻漏が持続する場合は，疼痛，難聴などがないかよく問診し，耳内の観察や頸部の触診を行う．滲出性中耳炎または頸部リンパ節腫脹があれば，上咽頭を観察し，上咽頭癌の鑑別を必ず行う．

❶ "鼻漏"診断のポイント（問診）

既往歴
手術歴，気管支喘息，アトピー性皮膚炎，NSAIDsの使用歴，高血圧，ワルファリン・抗血小板薬内服の有無，鼻いじりの習慣，齲歯
鼻漏の性状と向き
さらさら，どろどろ，ねっとり，くさいにおい，血混じり 鼻の前から出てくる，のどに落ちる
罹病期間
いつごろから，悪化か不変か
鼻かみ・くしゃみの頻度
1日何回か，一日中か，決まった時間帯や場所で起こるか
随伴症状
鼻内の痛み，前頭部痛，頬部痛，目の奥の痛み，鼻閉，咽頭痛
全身症状
発熱，だるさ，頭痛

鼻漏の性状の確認は大切だが，既往歴，罹病期間，鼻かみ・くしゃみの頻度，随伴症状，全身症状の問診は，疾患の鑑別には非常に重要である．

患者の年齢・性別・気質による対応

- 小児において粘性または膿性鼻漏が持続するときは，鼻腔異物を念頭におく必要がある．その場合，一側性鼻漏のことが多い．
- 後鼻漏の原因疾患は，慢性副鼻腔炎とアレルギー性鼻炎で約7割を占めるといわれているが[4]，残りの3割のなかに，視診で後鼻漏を認めない，いわゆる"後鼻漏感"がある．その場合，鼻副鼻腔以外の疾患や加齢が原因のことがある．
- 鼻漏感，後鼻漏感の頑固な訴えが続く場合，器質的異常を検索，除外した後，咽喉頭神経症を念頭に心療内科や精神科などの他科紹介を考慮する．
- 気管支喘息などのアレルギー素因がある場合は，アレルギー性鼻炎のみならず，好酸球性副鼻腔炎も常に念頭におく[5]．
- まれではあるが，漿液性鼻漏を生じる疾患に鼻性髄液漏がある．これも念頭におくべきである．

検査・診断の注意点

- 副鼻腔炎が疑われたらX線撮影やCTにて確定診断すべきだが，小児の場合，被曝線量を十分考慮し，症状経過，鼻腔所見の評価を優先したうえで，画像検査の必要性を検討する．
- 鼻副鼻腔炎と考えられる疾患で，眼窩内合併症，頭蓋内合併症などが疑われる場合には，CTやMRIを積極的に行う必要がある．
- 鼻咽腔ファイバースコープや内視鏡を用いる際は，副鼻腔自然口の解剖学的位置を十分に理解したうえで，鼻内を詳細に観察する．
- 問診，鼻内所見，鼻汁好酸球検査の結果によって，アレルギーの検査をさらに進め

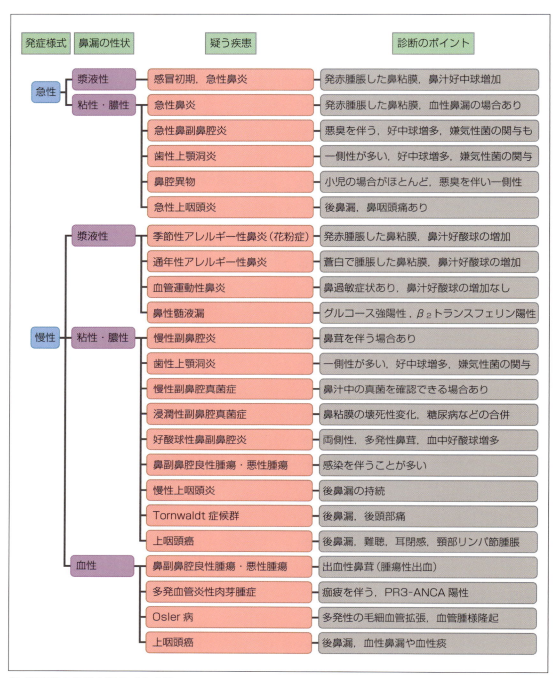

❷ "鼻漏"の性状と疑うべき疾患

まず，問診（罹病期間，疼痛，全身状態など）から，急性炎症か慢性炎症かを判断し，鼻漏の性状や鼻腔粘膜の所見などから疑うべき疾患を考え，必要な検査にて鑑別診断を行う．

るべきかを判断し，必要に応じて皮膚テストや血清特異的IgE抗体検査，誘発テストなどを行う．
- 好酸球性副鼻腔炎診断基準（❸）[5]）を理解し，同疾患を疑った場合は，必要な検査を計画的に行う．
- CTでは，骨破壊，骨の肥厚や菲薄化，石灰化病変のみならず，歯性上顎洞炎の鑑別のため歯根と上顎洞底の関係も詳細に読影する必要がある．
- 鼻内所見から鼻副鼻腔腫瘍を疑ったときは，CT，生検を考慮する．

❸ 好酸球性副鼻腔炎診断基準（JESREC Study）

項目	スコア
病側：両側	3点
鼻茸あり	2点
篩骨洞陰影/上顎洞陰影 ≧1	2点
血中好酸球（%） 　2< ≦5% 　5< ≦10% 　10%<	 4点 8点 10点

スコアの合計（JESRECスコア）：11点以上を好酸球性副鼻腔炎とする．
確定診断は，400倍視野組織中好酸球数：70個以上．
末梢好酸球率，CT所見，合併症で重症度を分類できる．
（鼻アレルギー診療ガイドライン作成委員会編．鼻アレルギー診療ガイドライン2016年版（改訂第8版）．ライフ・サイエンス：2015[5] より）

鼻漏を生じる疾患とその対応

- まず，問診にて罹病期間を確認し，急性疾患か慢性疾患かを判別することが重要である．さらに，鼻粘膜の状態と鼻漏の性状をよく観察することにより，ある程度の疾患の鑑別が可能である．
- 漿液性鼻漏の場合，アレルギー性と非アレルギー性の鑑別が必要である．各種アレルギー検査の特徴をよく理解し，鑑別を行う．
- 粘性，膿性，血性鼻漏の場合は，腫瘍や多発血管炎性肉芽腫症の存在も念頭において検査（血液検査，内視鏡検査など）を進める．
- 問診と疾患ごとの診断のポイントを❶，❷にまとめた．

症 例

患者：58歳，男性．
現病歴：右鼻漏，鼻閉，嗅覚低下があり，外来受診．
初診：右鼻腔に少量の血液が混じった粘液性の鼻汁が充満し，総鼻道に薄ピンク色で弾性のあるポリープ様腫瘤を認めた（❹）．頬部腫脹や圧痛はなかった．鼻腔ポリープを伴った慢性副鼻腔炎，または鼻副鼻腔腫瘍を疑い，副鼻腔CTを予定した．
再診：副鼻腔CTでは，右上顎洞，前部篩骨洞および鼻腔内に軟部組織陰影が充満しており，上顎洞自然口が大きく広がっている所見

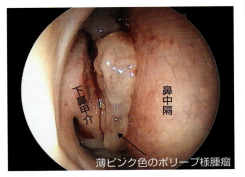

❹ 症例：右鼻腔所見
総鼻道に薄ピンク色で弾性のあるポリープ様腫瘤を認める．

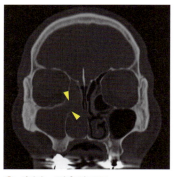

❺ 症例：副鼻腔CT
右上顎洞，前部篩骨洞および鼻腔内に軟部組織陰影が充満し，上顎洞自然口が大きく広がっている（矢頭）．骨破壊は認めない．

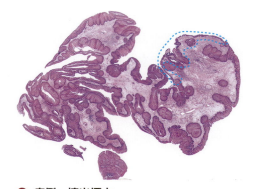

❻ 症例：摘出標本
摘出標本の一部（破線部分）に悪性所見を認める．

を認めた．骨破壊の所見は認めなかった（❺）．生検を行ったところ，乳頭腫という診断であった．

経過：総合病院へ紹介後，全身麻酔下にendoscopic modified median maxillectomyが施行され，腫瘍は一塊にて完全摘出された．病理検査にて腫瘍の一部に悪性所見を認め（❻），cancer in inverted papillomaと診断された．

> **ここがポイント**
> 鼻ポリープを伴う慢性副鼻腔炎と考え，単純X線撮影のみしか施行せず数か月間の保存的治療（マクロライド療法）を行っていたら，癌が進行した可能性が高い．血液混じりの鼻汁と一側性の軽度弾性のある腫瘤を認めた際には，CT，生検を早めに行う必要がある．また，乳頭腫は一塊に摘出することが望ましい．

（野村智幸）

文献

1) 日本鼻科学会編．急性鼻副鼻腔炎診療ガイドライン2010年版（追補版） 13 診断・検査．日鼻誌 2014；53：43-57．
2) 鼻アレルギー診療ガイドライン作成委員会編．第4章 検査・診断．鼻アレルギー診療ガイドライン2016年版（改訂第8版）．ライフ・サイエンス；2015．p.25．
3) 日本鼻科学会編．第5章 診断．副鼻腔炎診療の手引き．金原出版；2007．p.37-42．
4) 中下陽介ほか．アレルギー性鼻炎による後鼻漏治療の臨床的検討．耳鼻咽喉科免疫アレルギー 2010；28：123-4．
5) 鼻アレルギー診療ガイドライン作成委員会編．第6章 その他．鼻アレルギー診療ガイドライン2016年版（改訂第8版）．ライフ・サイエンス；2015．p.84-102．

2章 鼻

9 鼻閉（鼻がつまる）

外来で想定，説明すべき5大疾患！
① アレルギー性鼻炎
② 慢性副鼻腔炎
③ 鼻中隔弯曲症
④ 鼻副鼻腔腫瘍
⑤ 上咽頭疾患

診断のポイント（❶）
① 片側性か両側性か
② 鼻腔内，下鼻甲介，鼻汁の性状，合併症状の有無
③ 鼻副鼻腔の解剖を理解し狭窄部位別の鑑別疾患を考える

重大疾患の徴候
① 血性鼻漏の合併は腫瘍，多発血管炎性肉芽腫症，異物を疑う徴候である．
② 強い痛み，しびれ，視器障害の合併は，癌，鼻性頭蓋内・眼窩内合併症，多発血管炎性肉芽腫症を疑う徴候である．
③ 発熱，体重減少，神経症状などの全身症状，鞍鼻の合併は，多発血管炎性肉芽腫症，再発性多発軟骨炎，悪性リンパ腫など全身疾患を疑う徴候である．

場面による注意点

- 鼻閉は多くの鼻疾患に共通する症状であるが，下鼻甲介の状態，鼻汁の量・性状など，鼻腔をよく観察することで鑑別疾患を絞り込むことができる．
- 鼻内所見だけでは，急性鼻炎（鼻かぜ）の初期とアレルギー性鼻炎の鑑別は困難である．
- 前鼻鏡検査はアレルギー性鼻炎，鼻中隔弯曲症，鼻腔異物などの診断に有用である．しかし，鼻閉を訴える患者は鼻腔前方が狭小であることが多く，後方の観察不足となりやすいので注意を要する．
- 鼻内所見と訴えの強さが合致しない場合は，上咽頭疾患，心因性鼻閉の鑑別が必要である．
- 暴れる患者では鼻内の観察が困難，不良となりやすい．
- 出血を伴う場合は観察不良となりやすい．

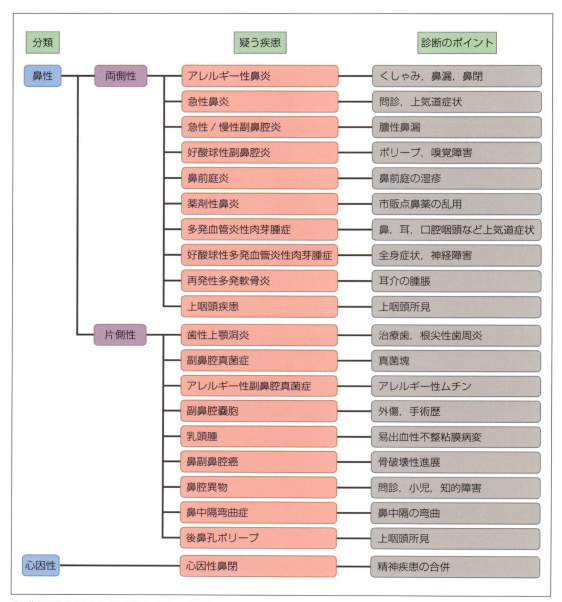

❶ "鼻閉"を呈する代表的な疾患の診断フローチャート

患者の年齢・性別・気質による対応

- 小児の鼻腔は小さく，暴れるため，顕微鏡や鼻咽腔ファイバースコープでの診察を併用するとよい．
- 小児はアデノイド肥大を伴う場合が多い．
- 小児や知的障害，精神疾患患者では鼻腔異物を念頭におく必要がある．
- 心因性鼻閉が疑われる患者には，鼻腔通気度検査が有用である．

Column アレルギー性鼻炎の治療

鼻閉をきたす疾患で，最も頻度の高い通年性アレルギー性鼻炎の診療ガイドラインを❷に示す．時々口呼吸がみられるものは鼻閉型中等症に，かなりの時間口呼吸がみられるものは鼻閉型重症に該当する．鼻アレルギー診療ガイドライン2016年版において手術の推奨は，重症かつ鼻腔形態異常を伴う症例のみである．手術療法はその性質上，二重盲検試験が不可能なためエビデンスレベルが低く，海外のガイドラインでも強い推奨はない．しかし，くしゃみ，鼻漏，鼻閉の3主徴のうち，手術療法で最も確実な効果が期待できるのは鼻閉である．耳鼻咽喉科医として，薬物療法が困難な患者や希望しない患者，また薬物療法では効果不十分の患者に対して，適切な機能改善手術が提案できる必要がある．

❷ 通年性アレルギー性鼻炎の治療

重症度	軽症	中等症		重症	
病型		くしゃみ・鼻漏型	鼻閉型または鼻閉を主とする充全型	くしゃみ・鼻漏型	鼻閉型または鼻閉を主とする充全型
治療	①第2世代抗ヒスタミン薬 ②遊離抑制薬 ③Th2サイトカイン阻害薬 ④鼻噴霧用ステロイド薬 ①，②，③，④のいずれか1つ．	①第2世代抗ヒスタミン薬 ②遊離抑制薬 ③鼻噴霧用ステロイド薬 ①，②，③のいずれか1つ．必要に応じて①または②に③を併用する．	①抗LTs薬 ②抗PGD$_2$・TXA$_2$薬 ③Th2サイトカイン阻害薬 ④第2世代抗ヒスタミン薬・血管収縮薬配合剤 ⑤鼻噴霧用ステロイド薬 ①，②，③，④，⑤のいずれか1つ．必要に応じて①，②，③に⑤を併用する．	鼻噴霧用ステロイド薬 ＋ 第2世代抗ヒスタミン薬	鼻噴霧用ステロイド薬 ＋ 抗LTs薬または抗PGD$_2$・TXA$_2$薬 もしくは 第2世代抗ヒスタミン薬・血管収縮薬配合剤 必要に応じて点鼻用血管収縮薬を治療開始時の1〜2週間に限って用いる．
			鼻閉型で鼻腔形態異常を伴う症例では手術		
	アレルゲン免疫療法				
	抗原除去・回避				

症状が改善してもすぐには投薬を中止せず，数カ月の安定を確かめて，ステップダウンしていく．
遊離抑制薬：ケミカルメディエーター遊離抑制薬．
抗LTs薬：抗ロイコトリエン薬．
抗PGD$_2$・TXA$_2$薬：抗プロスタグランジンD$_2$・トロンボキサンA$_2$薬．

（鼻アレルギー診療ガイドライン作成委員会．鼻アレルギー診療ガイドライン—通年性鼻炎と花粉症—2016年版．ライフ・サイエンス：2015[1]）より）

検査・診断の注意点

- 出血させると所見をとりづらくなるので，出血させないよう注意する．
- 腫脹，出血，痛み，くしゃみなどで観察不良のときは，アドレナリン，リドカイン添加ガーゼなどで前処置をしてから観察する．
- 鼻汁，出血，痂皮などは丁寧に清掃し観察する．

- 前弯鼻中隔弯曲症や鼻弁狭窄を見逃さないようにする．
- 口腔（とくに上顎歯牙，上顎歯肉）の状態も観察する．
- 鼻閉の他覚的検査として，鼻腔通気度検査を実施する．
- 鼻咽腔ファイバースコープでも観察不良のときは，画像検査を行う．
- 代表的な疾患の診断フローチャートを❶に示す．

症　例

患者：13歳，女子．

現病歴：1年前から，軽症通年性アレルギー性鼻炎（ダニ4＋，ハウスダスト4＋）の診断で，第二世代抗ヒスタミン薬で治療中だった．3か月前から，家人に口呼吸，いびきを指摘されるようになった．

経過：鼻内所見は，中鼻甲介がわずかに見える程度の下鼻甲介の腫脹があり，色調は赤，鼻汁は付着程度で粘性，初診時と変化はなかった（❸）．アレルギー性鼻炎が鼻閉型中等症にステップアップしたものとして，抗ロイコトリエン薬を追加したが効果がみられなかった．左優位の鼻閉を訴えたため鼻咽腔ファイバースコープで確認したところ，大きな後鼻孔ポリープがみられた（❹，❺）．左上顎洞性後鼻孔ポリープの診断で内視鏡下鼻内副鼻腔手術（ESS）が施行され（❻），ポリープは基部より摘出された（❼）．

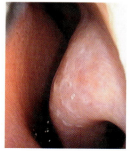

❸ 症例：鼻内所見（左）
前鼻鏡では著変なし．

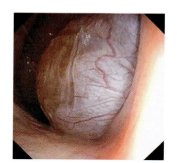

❹ 症例：鼻内所見（右）
対側にまわる後鼻孔ポリープ．

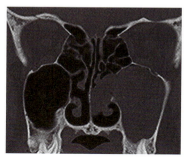

❺ 症例：CT（前額断）

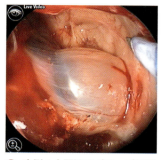

❻ 症例：上顎洞のポリープ基部

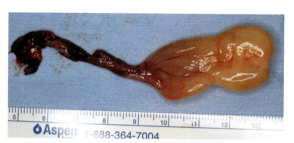

❼ 症例：基部より全摘されたポリープ

> **ここがポイント！** 上顎洞性後鼻孔ポリープは，一側性に生じ，鼻閉，いびきなどの症状を呈することが多い．成人でもみられるが，小児では鼻茸症の約30％を占め，成人と比し頻度が高いとされる．小児では鼻閉を自ら訴えないことが多く，アレルギー性鼻炎として治療されていることがあり注意を要する．保存的治療には抵抗性であることが多く，治療抵抗性の鼻閉，鼻腔所見と自覚症状が乖離した鼻閉として気づかれることもある．自然口付近でのポリープ切除では再発が多く，上顎洞の基部を完全に切除する必要がある．

（石岡孝二郎）

文献

1) 鼻アレルギー診療ガイドライン作成委員会．鼻アレルギー診療ガイドライン—通年性鼻炎と花粉症—2016年版．ライフ・サイエンス；2015．

- 奥村 仁ほか．多発血管炎性肉芽腫症における鼻副鼻腔CT，鼻粘膜生検の有用性の検討．日鼻誌 2015；54：7-12．
- 吉田尚弘．上顎洞性後鼻孔ポリープの病態とその対応は？ JOHNS 2012；28：394-6．

2章 鼻

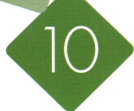

鼻痛（鼻が痛い，頬が痛い，目が痛い，頭が痛い）

外来で想定，説明すべき5大疾患！
① 鼻前庭炎，鼻癤
② 急性副鼻腔炎，慢性副鼻腔炎急性増悪
③ （術後性）副鼻腔嚢胞
④ 三叉神経痛
⑤ 鼻副鼻腔癌

診断のポイント（❶）
① 炎症性か非炎症性か
② 痛みの局在，性状から原因を推定

重大疾患の徴候
① 血性鼻漏の合併は，癌，多発血管炎性肉芽腫症，異物を疑う徴候である．
② 強い痛み，しびれ，視器障害の合併は，癌，鼻性頭蓋内・眼窩内合併症，多発血管炎性肉芽腫症を疑う徴候である．
③ 発熱，体重減少，神経症状などの全身症状，鞍鼻の合併は，多発血管炎性肉芽腫症，再発性多発軟骨炎，悪性リンパ腫など全身疾患を疑う徴候である．

場面による注意点

- 外鼻，鼻腔，副鼻腔の知覚は，いずれも三叉神経支配で，第1枝（眼神経），第2枝（上顎神経）に支配される．
- 副鼻腔疾患による痛みは，頬部痛，眼痛，頭痛と表現されることがある．
- 痛みの原因は炎症であることが多く，緩徐に増大する腫瘤は癌であっても痛みを訴えることは多くない．
- 特発性三叉神経痛は，突発的で持続時間の短い激痛を訴えることが多い．
- 二次性三叉神経痛は，帯状疱疹，脳腫瘍など中枢性疾患，癌が原因であることが多く，特発性との鑑別が重要である．痛みの性状は特発性とは異なり持続性であることが多く，詳細な問診が重要である．

患者の年齢・性別・気質による対応

- 小児や知的障害，精神疾患患者では鼻腔異物を念頭におく必要がある．
- 心因性鼻痛症は，身体表現性障害や不安障害の症状であることが多い．

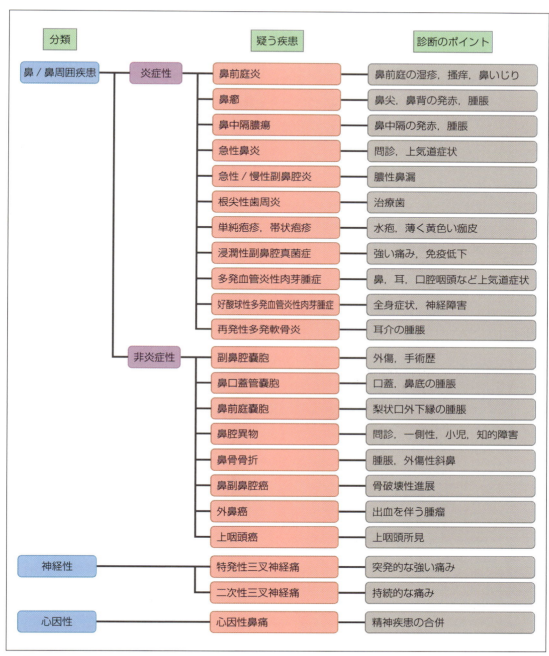

❶ "鼻痛"を呈する代表的な疾患の診断フローチャート

検査・診断の注意点

- 腫脹，出血，痛み，くしゃみなどで観察不良のときは，アドレナリン，リドカイン添加ガーゼなどで前処置をしてから観察する．

- 鼻汁，出血，痂皮などは丁寧に清掃し観察する．
- 鼻腔後方，上咽頭は鼻咽腔ファイバースコープで観察する．
- 口腔（とくに上顎歯牙，上顎歯肉）の状態も観察する．
- 心因性が疑われる患者でも，画像検査などで癌を鑑別する必要がある．
- 代表的な疾患の診断フローチャートを❶に示す

症 例

患者：73歳，男性．2か月続く左膿性鼻漏を主訴に外来受診．

初診：左中鼻道にポリープと膿性鼻漏がみられたため副鼻腔炎と診断し，マクロライド療法を開始した．

再診：2週間後，左鼻根部から頬部にかけての痛みを訴え，再診した．左中鼻道のポリープは表面不整で易出血性であり（❷），生検の結果，扁平上皮癌と診断された．CTでは，左上顎洞より生じる造影効果のある骨破壊性腫瘍がみられ（❸），上顎洞癌，T3N0M0，Stage Ⅲと診断した．

経過：動注放射線治療が選択され，癌は完全寛解となり2年間再発を認めていない．

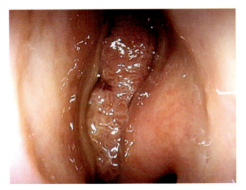

❷ 症例：鼻内所見
表面不整，易出血性腫瘤．

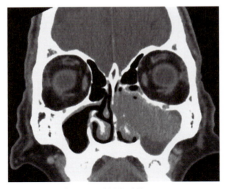

❸ 症例：造影CT（前額断）

> **ここがポイント！**
> 上顎洞癌は，日本では鼻副鼻腔癌のなかで半数以上を占める頻度の高い癌である．しかし，早期の上顎洞癌の大半は無症状であり痛みを呈することは少なく，受診したときには多くは進行癌である．上顎洞癌のみならず鼻副鼻腔癌は全般に痛みを呈することは少なく，痛みを呈するのは浸潤傾向の強い癌，急速増大する癌，周囲に感染を伴う癌の場合が多い．そのため画像検査をしない漫然としたマクロライド療法，三叉神経痛治療は，癌などの重大疾患の発見を遅らせる可能性があり注意を要する．

多発血管炎性肉芽腫症と好酸球性多発血管炎性肉芽腫症

　Wegener肉芽腫症とアレルギー性肉芽腫性血管炎（Churg-Strauss症候群）は，2012年Chapel Hill会議でそれぞれ，多発血管炎性肉芽腫症と好酸球性多発血管炎性肉芽腫症に名称が変更された．

　多発血管炎性肉芽腫症は，抗好中球細胞質抗体（ANCA）が発症に関与する，小〜中型血管の壊死性血管炎，肉芽腫形成を特徴とする全身性の炎症疾患である．典型例では，上気道病変（鼻，副鼻腔，中耳，眼窩），下気道病変（肺），腎病変（壊死性糸球体腎炎）がみられる．欧米ではPR3-ANCA陽性例がほとんどだが，本邦ではMPO-ANCA陽性例が半数を占めており注意を要する．発熱，体重減少などの全身症状とともに，上気道の症状（膿性鼻漏，鼻出血，鞍鼻，中耳炎，視力低下，咽喉頭潰瘍など）で発症することが多いといわれている．視診上明らかな肉芽腫を伴わない症例も多いため，原因不明の膿性鼻漏，鼻出血，鼻中隔穿孔，鞍鼻とそれに伴う鼻閉，鼻痛患者では同症を疑う必要がある．

　好酸球性多発血管炎性肉芽腫症もANCA関連血管炎の一つで，気管支喘息，アレルギー性鼻炎に引き続いて末梢血の著明な好酸球増加と血管炎症状をきたす．末梢血中の好酸球増加は必発で，MPO-ANCAが高率（約50％）に陽性となる．病理組織学的には小血管周囲に好酸球浸潤と血管外肉芽腫がみられ，発熱，体重減少などの全身症状，多発性単神経炎（90％以上）によるglove & stocking型の知覚および運動障害，虚血性腸炎による腹痛や下血，皮膚血管炎による紫斑などの皮疹，重症例では糸球体腎炎，脳梗塞，心筋梗塞などがみられる．先行するアレルギー性鼻炎は重症例が多く，副鼻腔炎の合併もみられる．副鼻腔炎はポリープが多発し，好酸球性副鼻腔炎に類似することがあるため注意を要する．強い鼻症状と発熱，体重減少などの全身症状，多発性単神経炎の合併例では同症を疑う必要がある．

（石岡孝二郎）

文献

- 日本頭頸部癌学会編．頭頸部癌診療ガイドライン2013年版．金原出版；2013．
- 西野　宏．上顎洞癌の治療．耳鼻臨床 2015；108：163-73．
- 近松一朗．耳鼻咽喉科の疾患・症候別薬物療法—頭頸部領域の神経痛．JOHNS 2015；31：1384-6．

2章 鼻

11 鼻出血（鼻血が出る）

外来で想定，説明すべき5大疾患！
① 鼻局所炎症性疾患（アレルギー性鼻炎，慢性副鼻腔炎，鼻前庭湿疹）
② 鼻・副鼻腔腫瘍
③ 高血圧
④ 抗血小板薬・血栓予防薬の服用
⑤ 血液疾患

診断のポイント（①～③）
① 前鼻孔からの出血が多いか，口腔内にまわる出血が多いか（問診により部位と鼻の血管支配を理解することが重要）
② 小児か中・高齢者か
③ 全身性か局所性か（既往歴，服薬歴などの問診が重要）
④ 副鼻腔，上咽頭の疾患にも注意が必要

重大疾患の徴候
① 繰り返す出血の場合には，局所疾患では腫瘍，全身疾患では各種疾患による凝固系・線溶系の異常，全身性遺伝性血管腫（Osler病），多発血管炎性肉芽腫症などの場合がある．
② 出血部位が判明しても止血困難な場合は高血圧にも注意を要する．
③ 鼻閉を伴った鼻出血は腫瘍性の場合もあり注意を要する．

場面による注意点

- 日常診療で鼻出血を訴える患者で問題となるのは出血量が多い場合や再発性の場合であり，重大な疾患が潜んでいることがあるので注意を要する．
- 問診と鼻腔内の所見により出血量，出血側，出血部位，疾患を，ある程度推定する．
- 凝血塊をしっかりと取り除く（止血の鉄則）．
- 上・中・下・総鼻道を丹念にガーゼ麻酔してから出血部位を確認する．

❶ "鼻出血"診断のポイント

既往歴	
	鼻炎，外傷，手術歴，高血圧，抗血小板薬・血栓予防薬の内服
出血部位	
	前方か，後方か，上方か
年齢	
	小児か，中・高齢者か
出血の性状	
	動脈性か，静脈性か
全身症状・随伴症状	
	高血圧，全身紫斑・出血斑，点状血管腫

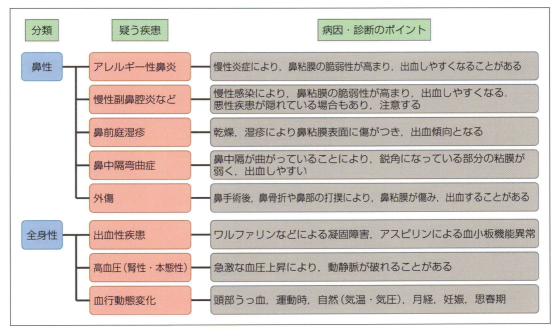

❷ "鼻出血"でまず疑うべき疾患

- 出血部位の特定を，鼻鏡，顕微鏡，鼻咽腔ファイバースコープ，鼻咽腔硬性内視鏡で行う．そのときに鼻の局所疾患が隠れていないか調べる．とくに中・高齢では注意を要する．
- 通常は処置椅子で座位にて止血操作を行う．止血操作中に，迷走神経反射により一時的に意識消失（ショック）を起こすことがあるので，常に患者に声をかけながら，またコメディカルに血圧測定など患者の状態を確認してもらいながら処置をする．必要に応じて，点滴ラインの確保を行う．迷走神経反射を起こした場合には処置椅子を倒し仰臥位とし，症状が落ち着いたところで半座位または仰臥位で処置を行う場合がある．

患者の年齢・性別・気質による対応

- 鼻出血は小児および中・高齢者に多くみられる（❹）．
- 女性の場合は月経・妊娠中など血行動態変化で出血傾向となる場合がある．

小児
- 小児は鼻中隔前方の血管怒張とのぼせにより夏季に多い傾向があると思われる（❺a）．
- 大多数が鼻腔前方の鼻出血で（❻a），貧血に至るほどの出血となることはまれである．

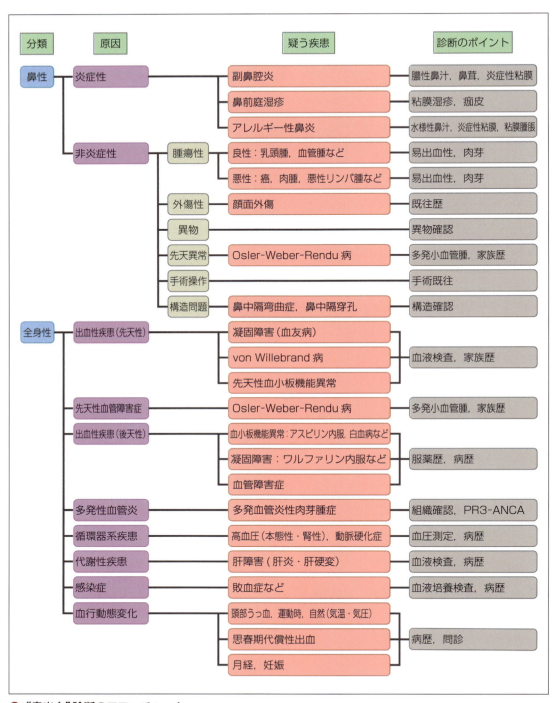

❸ "鼻出血"診断のフローチャート

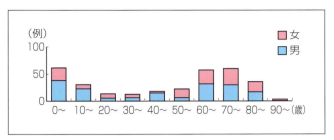

❹ 鼻出血の好発年齢
鼻出血を主訴に当院外来を受診した患者317例（男性177例，女性140例）の年齢は，10歳未満と60歳以上の2極化がみられた．（新潟市・空港前クリニック，2011年4月〜2014年3月）

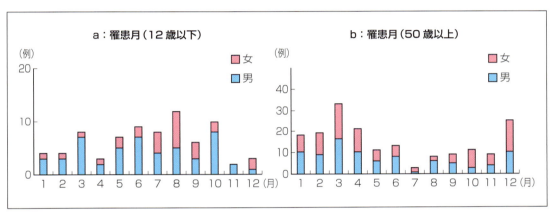

❺ 鼻出血の好発時期
当院外来を受診した患者の罹患月をみてみると，12歳以下（男性50例，女性26例，計76例）は夏に比較的多く，50歳以上（男性88例，女性93例，計181例）は夏以外に多い傾向がみられた．（新潟市・空港前クリニック，2011年4月〜2014年3月）

- 原因として，思春期の血管怒張，鼻炎，打撲による外傷が考えられる（❼a）．
- 暴れて局所処置が困難な場合や再発性出血がみられることもあるが，圧迫止血やトリクロロ酢酸などの薬液塗布で対処できる場合が多い．
- 再発性の場合は，血液疾患や若年性鼻咽頭血管線維腫に注意する．

中・高齢者
- 夏季以外の，気温の変化の激しい時期に比較的多くみられる（❺b）．
- 鼻腔後方からの出血が増加する（❻b）．
- 全身疾患，局所の病変の有無にも気をつける必要がある（❼b）．
- 大量出血また後方からの出血が増加するため，ガーゼ圧迫，鼻腔粘膜焼灼術を要する場合が増加する．

検査・診断による注意点

- 鼻腔内は鼻鏡，顕微鏡，鼻咽腔ファイバースコープ，鼻咽腔硬性内視鏡で詳細に観

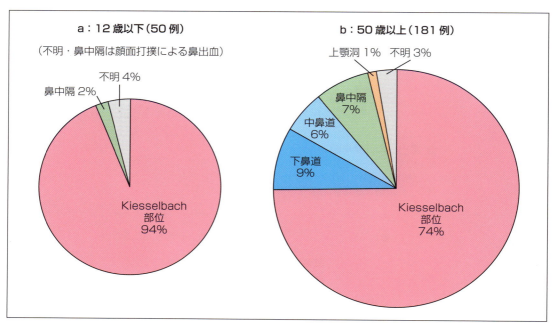

❻ 鼻出血の好発部位
当院外来を受診した患者の出血部位を調べてみると，12歳以下はほとんどがKiesselbach部位であった．それに対して50歳以上では，Kiesselbach部位以外が増加しており，下鼻道，中鼻道，Kiesselbach部位以外の鼻中隔がほぼ均等にみられた．（新潟市・空港前クリニック，2011年4月～2014年3月）

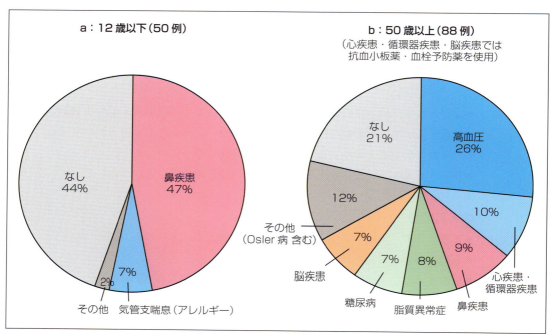

❼ 鼻出血の原因疾患
当院外来を受診した患者の原因疾患を調べてみると，12歳以下では鼻疾患が多く，50歳以上では高血圧，抗血小板薬・血栓予防薬を使用する心疾患・循環器疾患・脳疾患が多くみられた．（新潟市・空港前クリニック，2011年4月～2014年3月）

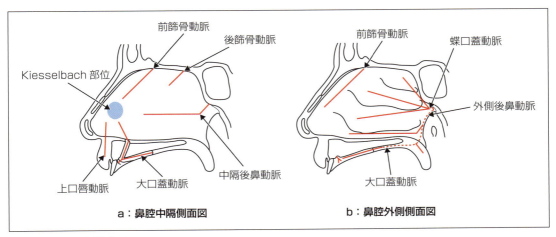

❽ 鼻腔粘膜の血管支配

察する．
- 鼻術後の患者をはじめ，副鼻腔の腫瘍・炎症の可能性もあるので，適宜CT，X線撮影をする．
- 再発性・両側性鼻出血の場合は，血算・血液像，プロトロンビン時間・活性化部分トロンボプラスチン時間，肝・腎機能を検査し，出血傾向，肝・腎障害にも注意する．

鼻出血を生じる疾患とその対応

- 鼻出血をみたら，原因が局所性か全身性かを考えながら問診を行う．
- 局所性の疾患が考えられる場合には，鼻のX線，CTも必要に応じて撮影する．明らかに前方と確認できるもの以外は鼻咽腔ファイバースコープ，鼻咽腔硬性内視鏡で鼻腔内の観察を行う．
- とくに中・高齢者では，基礎疾患の確認，血圧測定，肝・腎機能障害のチェックを行う．
- 原因がはっきりしない再発性の鼻出血の場合は，出血傾向，血液像などを血液検査で確認する．
- 原因疾患が判明した場合はその治療も併せて行う．
- 問診と疾患ごとの診断ポイントを❶〜❸にまとめた．

鼻の血管支配（❽）

- 鼻に流入する血管は外頸動脈系，内頸動脈系の2つに分類される．
- 外頸動脈系は，顎動脈から蝶口蓋動脈さらに外側後鼻動脈，中隔後鼻動脈に分枝し，鼻腔の後部2/3を栄養する．また，顎動脈から下口唇動脈さらに大口蓋動脈に流入するもの，顎動脈から顔面動脈さらに上口唇動脈に分枝し，鼻腔前下方を栄養

するものに分類される．
- 内頸動脈系は，内頸動脈から眼窩動脈に分枝，さらに前・後篩骨動脈となり，鼻中隔前・後方，鼻腔外側上方を栄養する．
- これらの血管は鼻中隔前方で静脈叢を形成する（Kiesselbach部位）[1]．

症　例

患者：73歳，女性．気管支喘息と糖尿病を合併．

初診：右鼻出血が最近あるとのことで受診．姉がOsler病と診断されていて，患者自身の中鼻甲介，鼻中隔，舌に多数の血管腫を認めた（**❾**）．鼻出血は鼻中隔前方からで，軽度であったため，軟膏を数回塗布し止血した．

再診：その半年後，朝から左鼻出血が止まらず，再度受診した．丁寧に観察した結果，出血は鼻中隔上方からの出血であった（**❿a**）．電気凝固による粘膜損傷での再出血を恐れ，アクロマイシン軟膏ガーゼを1枚挿入した（**❿b**）．

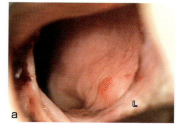 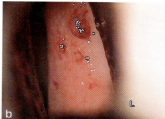 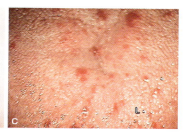

❾ 症例：鼻内所見，口腔内所見
右鼻中隔前方（a），右鼻中甲介（b），舌（c）に多数の血管腫を認める．

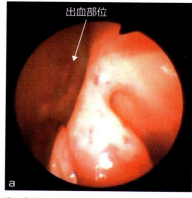 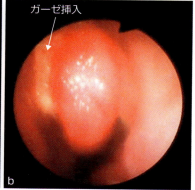

❿ 症例：出血部位，止血術
a：左鼻中隔上方に出血部位を認める．止血術を行った．
b：安易に焼灼すると鼻中隔穿孔壊死を起こすため，ガーゼ圧迫をピンポイントで行っている．Osler病の患者では圧迫がうまくいかないこともあるが，この患者の場合は再出血は起こしていない．

経過：1週間後に再診したが再出血はみられなかった．その4日後にガーゼを抜去したが出血は認められなかった．
確定診断：Osler病．
家族歴：姉がOsler病，後に甥・息子もOsler病と判明．

 Osler病の場合，鼻腔内に多数の血管腫がみられるので，安易に焼灼していると間違った部位の止血操作をしかねないので注意が必要である．
また，焼灼を繰り返していると壊死，鼻中隔穿孔を生じ，さらに出血を悪化させる可能性もあるので注意を要する．

Osler病

Osler病（遺伝性出血性末梢血管拡張症）は，顔面皮膚，鼻腔，消化管粘膜などに好発する毛細血管拡張と出血を主症状とする遺伝性疾患である（家族内発生，出血傾向，毛細血管拡張が3主徴）[2]．鼻腔前方の粘膜は最も出血しやすい部位である．一般的な止血法（局所圧迫，軟膏塗布，化学焼灼，電気凝固）に抵抗し，レーザー照射，鼻腔植皮術，エストロゲン内服療法が奏効する場合がある．

（川﨑　克）

文献

1) 久保伸夫．鼻出血の手術治療．JOHNS 2005；21：995-1001．
2) 市村恵一．オスラー病における鼻出血とその治療．JOHNS 2005；21：1041-5．

2章 鼻

12 嗅覚障害(においがわからない，変なにおいがする)

外来で想定，説明すべき5大疾患！
① 慢性副鼻腔炎
② アレルギー性鼻炎
③ 急性鼻・副鼻腔炎
④ 感冒罹患後嗅覚障害
⑤ 加齢性変化

診断のポイント(①〜③)
① 問診がきわめて重要
② 鼻内所見の確認，とりわけ嗅裂部の観察が重要
③ 軽微な篩骨洞病変にも注意
④ 時に嗅覚低下に伴う異嗅症を訴える

重大疾患の徴候
① 鼻内所見に乏しい場合には，さまざまな原因を推理する．
② 慢性化して受診する例が多い．
③ 認知症の前駆症状という可能性もある．

場面による注意点

- 日常診療で嗅覚障害を訴える患者の多くは，なんらかの鼻疾患をもつ例が多く，その大部分は，慢性・急性の鼻・副鼻腔炎，アレルギー性鼻炎，感冒罹患後のものである[1]．
- 嗅覚障害を自覚してすぐに来院する患者は少なく，多くの例では慢性化した状態で受診する．そのため原因・予後などには丁寧な説明が必要である．
- 問診と鼻内所見により，嗅覚障害の原因となる病態を予想するのは難しくない．しかし，感冒罹患後の症例では，嗅覚障害以外の鼻症状が乏しい場合，感冒罹患の既往を認知していないことが多く，丁寧な問診が必要である(❶)．
- 嗅覚障害を病態別に分類しておくと治療に役立つ．大まかに分類すると呼吸性，嗅上皮(嗅粘膜)性，および両者の混合した混合性，さらに嗅神経性，中枢性などと分類できる(❷)．

❶ 嗅覚障害の問診内容

- 発症時期, 症状の経過 (突発か緩徐か, 初発か再発か)
- 思い当たる発症原因 (時の経過した感冒罹患には注意)
- 障害の程度 (軽度, 中等度, 高度, 脱失)・状況 (検知と認知)
- 障害の変化 (固定, 変動)
- 異嗅の有無 (自発性か刺激性か)
- 他の鼻症状の有無
- 味覚障害・風味障害の有無・状況
- 既往歴
- 薬剤投与歴 (抗癌剤など)
- 嗜好歴 (喫煙, 飲酒)
- 職業歴 (化学薬品への曝露など)
- 障害の日常生活への影響
- 認知症の合併, 認知機能の低下の有無

❷ 嗅覚障害の原因と起こりうる障害 (病態別分類)

原因	起こりうる障害			
	呼吸性	嗅上皮性	嗅神経性	中枢性
慢性副鼻腔炎	○	○		
鼻アレルギー・鼻炎	○	○		
感冒罹患 (ウイルス)		○	○	△
頭部外傷			○	△
先天性			○	○
薬剤性 (抗癌剤など)		△	○	
中枢疾患				○
頭蓋内手術				○
原因不明, 加齢		○	○	△

○：起こりうる, △：まれに起こりうる.

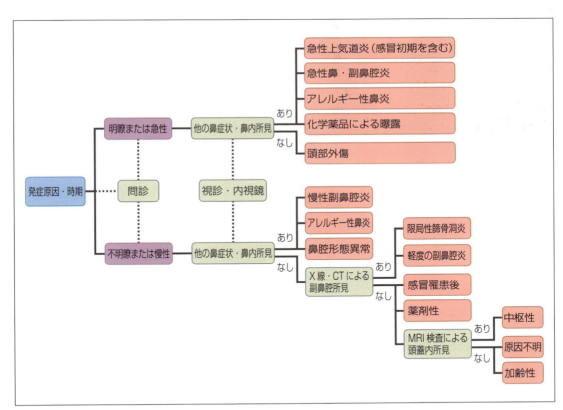

❸ 嗅覚障害の診断フローチャート

嗅覚障害と認知症

近年，高齢化社会において認知症が問題視され，Alzheimer病やParkinson病などの神経変性疾患と嗅覚障害の関連がマスコミなどでも取り上げられ注目されている．Alzheimer病において，嗅覚障害は主症状発現以前もしくは早期に現れることが知られており，左半球優位に障害されることから嗅覚障害も左側＞右側になるといわれている[2]．Parkinson病では，嗅覚障害を伴う症例は将来，認知障害を発症する可能性が高く，また嗅覚障害は両側性に出現するといわれている[3]．嗅覚障害の診断などで認知症に対する耳鼻咽喉科医の役割が今後増大する可能性もある．

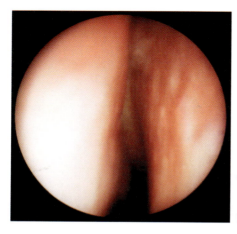

❹ **針状鏡による嗅裂部の観察**
59歳，女性．左側．感冒罹患後2か月後から嗅覚障害を自覚していた．発症後1年後受診（嗅覚脱失）．嗅裂部にはとくに異常所見を認めない．

患者の年齢・性別・気質による対応

- 中高年の女性に多く，料理など家事の場面で困ることが多い．
- 小児では訴えることは少ない．日常生活のなかで家族が気づくかどうかにかかってくる．
- 女性では育児（オムツ交換）にて困ると訴えることも多い．男性では仕事上での不便など．
- 食事時の味気なさを訴える患者もいる（風味障害）．
- 認知症の前駆症状である可能性も考える．

検査・診断の注意点

- 鼻内所見，とりわけ中鼻道，嗅裂部の観察をしっかり行う．
- 鼻鏡では一見正常でも，鼻咽腔硬性鏡などを利用した観察により中鼻道病変に気づくこともある．狭い嗅裂部を詳細に観察するには針状鏡など細径の内視鏡が必要であるが，血管収縮薬による下鼻甲介など鼻粘膜の処置により，通常の診察に使う内視鏡でも，ある程度の観察は可能である（❹，❻参照）．とくに慢性に経過している例では，患者に説明をするうえで重要な情報となる．

日常のにおいアンケート

以下の20項目のにおいについて、それぞれ当てはまる所に○をつけて下さい.

	わかる	時々わかる	わからない	最近かいでない かいだことがない
1) 炊けたご飯	2	1	0	▲
2) 味噌	2	1	0	▲
3) 海苔	2	1	0	▲
4) 醤油	2	1	0	▲
5) パン屋	2	1	0	▲
6) バター	2	1	0	▲
7) カレー	2	1	0	▲
8) いためたニンニク	2	1	0	▲
9) みかん	2	1	0	▲
10) イチゴ	2	1	0	▲
11) 緑茶	2	1	0	▲
12) コーヒー	2	1	0	▲
13) チョコレート	2	1	0	▲
14) 家庭用ガス	2	1	0	▲
15) 生ゴミ	2	1	0	▲
16) 材木	2	1	0	▲
17) 汗	2	1	0	▲
18) 糞便	2	1	0	▲
19) 花	2	1	0	▲
20) 香水	2	1	0	▲

合計点 ＿＿＿＿＿
満 点 ＿＿＿＿＿ アンケート・スコア (％)

❺「日常のにおいアンケート」用紙

(都筑建三ほか. 日鼻誌 2009[4]より)

- 基準嗅覚検査などを行える施設であれば,まずは嗅覚障害の程度を確認する.一般の診療所では,「日常のにおいアンケート」(日本鼻科学会・嗅覚検査検討委員会)(❺)[4]による嗅覚の自覚的評価法が,治療による嗅覚障害の経過観察には役立つ.
- 画像検査:嗅覚障害以外の鼻症状に乏しい軽度の限局性篩骨洞炎は時に経験するところである.単純X線検査にて確認できなくても,症例によっては嗅裂部と篩骨洞などの関係を詳細に確認できるCT検査を行い,また中枢性が疑われる場合にはMRIなどの精査も考慮する.
- 異嗅症では,刺激性と自発性とを区別する.刺激性異嗅症とは,なんらかのにおいを嗅いだときに,本来のにおいとは別なものとして感じる場合である.自発性異嗅症とは,におい物質が存在しないのに,なんらかのにおい感覚を感じる場合である.多くの場合,嫌なにおいとして感じているようである.
- 味覚障害の合併:嗅覚の受容と伝導に関連する眼窩前頭皮質では,味覚・体性感覚など他の感覚との統合がなされている.嗅覚障害により味覚の変化が起こるのは,

この部分での感覚統合の障害によるものと推測されているが[5]，舌を中心に口腔内病変の診察，味覚検査も考慮する．

症 例 1

患者：55歳，女性．他院耳鼻咽喉科にて気管支喘息，アレルギー性鼻炎として通院中である（第二世代抗ヒスタミン薬，局所ステロイドの点鼻および吸入の投薬あり）．3年前から嗅覚低下があり，右側はまったくにおいを感じない，左側はほとんど感じない，ということで当院受診．他の鼻症状はない．

初診：鼻鏡では，見過ごす程度の小さな鼻茸を両中鼻道に認め，両総鼻道上部は狭く，左総鼻道上部は浮腫状であった（❻）．単純X線検査では篩骨洞中心に陰影あり（❼）．

診断：限局性篩骨洞炎の診断にてクラリスロマイシン200 mg/日，カルボシステイン1.5 g/日，セレスタミン®2錠/日 1週間処方，リンデロン®点鼻2回/日．

再診：嗅覚は弱いながらも，日常生活における不便さはなくなった．鼻茸もやや縮小，点鼻はそのままでセレスタミン®の減量（1錠/日）を指示した．

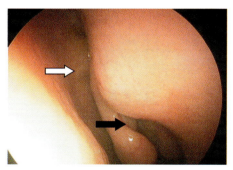

❻ 症例1：直径4 mmの鼻咽腔硬性鏡による鼻腔の観察
左鼻腔．白矢印：総鼻道上部の浮腫状の粘膜所見．黒矢印：中鼻道前方に小鼻茸を認める．

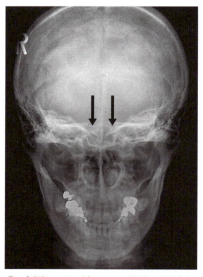

❼ 症例1：PA法による単純X線検査
両側篩骨洞に軽度の陰影を認める（矢印）．

症例2

患者：39歳，女性．5～6年前から慢性副鼻腔炎，アレルギー性鼻炎，嗅覚障害との診断にて，これまで6か所の耳鼻咽喉科医院を受診していた．すでに各種保存的加療を受けており，またリンデロン®点鼻も無効とのこと．3年前から嗅覚がさらに低下し，周囲に，におい物質がないときにも灯油のようなにおいを感じる自発性異嗅症，また味覚障害もあって，QOLの低下が著しいとのことで当院受診．

初診：両鼻内には中鼻道に鼻茸あり．両総鼻道上部に浮腫状変化あり（❽）．

❽ 症例2：直径4 mmの鼻咽腔硬性鏡による鼻腔の観察
左鼻腔．白矢印：総鼻道上部の浮腫状の粘膜所見．黒矢印：中鼻道に鼻茸を認める．

診断：慢性副鼻腔炎，アレルギー性鼻炎の診断にてクラリスロマイシン200 mg/日，カルボシステイン1.5 g/日，セレスタミン® 2錠/日 1週間処方．

再診：嗅覚は普段の生活に支障のない程度に改善，異嗅症・味覚障害も改善した．鼻茸および粘膜の浮腫も少々改善した．これまでの経過から，観血的治療の適応精査も含め，専門病院に紹介した．

ここがポイント　どちらの症例も鼻内所見から嗅覚障害の原因は嗅裂部を含む炎症性変化と考えられ，ステロイドが著効した．嗅覚障害の訴えにまず耳を傾け，きちんと鼻内を観察し，慢性化した症例でも内服を含め全身性ステロイドの効果を確認すべきである．

（中村英生）

文献

1) 中村英生，髙橋　姿．感冒の嗅覚障害．JOHNS 2005；5：1295-7.
2) Stamps JJ, et al. A brief olfactory test for Alzheimer's disease. J Neurol Sci 2013；333：19-24.
3) 武田　篤．重度嗅覚障害はパーキンソン病認知症の前駆徴候である．臨床神経 2013；53：91-7.
4) 都築建三ほか．簡易な嗅覚評価のための「日常のにおいアンケート」．日鼻誌 2009；48：1-7.
5) 三輪高喜．嗅覚受容と伝導，嗅細胞の再生．日鼻誌 2014；53：105-6.

3章

口腔

3章 口腔

13 舌痛（舌が痛い，舌がしみる）

外来で想定，説明すべき5大疾患！
① 舌炎
② 再発性アフタ
③ 褥瘡性潰瘍
④ 舌癌
⑤ 舌痛症

診断のポイント（①）
① 痛みの部位は，舌の先端，外側縁，舌背部などに限局しているのか，それとも舌全体にあるのか
② 痛みは寛解・増悪を繰り返すのか，それとも徐々に悪化するのか
③ 視診・触診上，舌に病変を認めるか
④ びらん，潰瘍性病変では，ステロイド軟膏などの保存的治療に反応がみられるか

重大疾患の徴候
① びらん・潰瘍性病変では悪性疾患を常に念頭におく必要がある．
② 周堤・硬結を伴う潰瘍や片側の舌縁に生じた病変は舌癌の可能性が高い．
③ 歯牙・義歯による機械的刺激があれば褥瘡性潰瘍を疑う．
④ 舌にみられる病変が口腔・咽喉頭粘膜病変の一部であることもあるため，舌以外の口腔，咽頭・喉頭もよく観察する．

場面による注意点

- 舌痛においては，痛みを訴える部位の視診が最も重要であるが，粘膜下病変では舌表面には異常は認められないため触診も併せて行う．
- 舌痛症の診断では，腫瘍や炎症性疾患の除外診断が重要である．
- 褥瘡性潰瘍や舌癌は片側の外側縁に生じることが多く，舌全体や舌以外の口腔にも病変がみられる場合には，再発性アフタや炎症性疾患が考えられる．
- 舌に腫瘤や潰瘍があり，頸部リンパ節の腫脹がみられる場合には，舌癌で頸部リンパ節転移を伴っていると想定される．
- 舌・口腔に炎症，アフタ，潰瘍性病変をきたす疾患は感染症，自己免疫疾患，腫瘍，歯牙による接触など多岐にわたり，診断に難渋することが少なくない．
- 再発・難治性のアフタ，びらん，潰瘍性病変では，Behçet病の可能性を念頭におく必要がある．

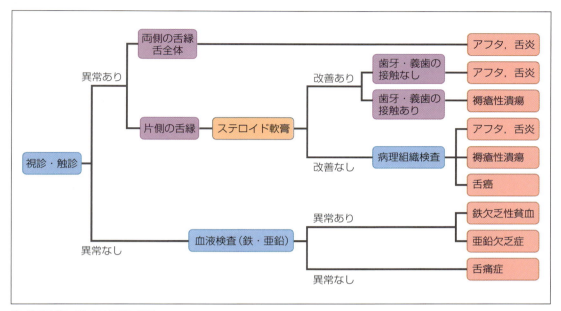

❶ "舌痛"に対する診断手順

患者の年齢・性別・気質による対応

- 舌・口腔に炎症を引き起こすウイルスとしては，小児においてはエンテロウイルス，アデノウイルスであり，ヘルパンギーナ，手足口病，咽頭結膜炎がみられる[1]．成人においては単純ヘルペスウイルス，水痘・帯状疱疹ウイルス，Epstein-Barr (EB) ウイルスなどのヘルペスウイルス感染症がみられる[1]．
- 真菌症の多くはカンジダが原因であり，基礎疾患（悪性腫瘍，糖尿病，慢性腎不全，膠原病，後天性免疫不全），免疫抑制を生じる薬剤の投与・治療（免疫抑制薬，ステロイド，抗癌剤，放射線治療），抗生物質投与，義歯装着，口腔乾燥，妊娠などによる日和見感染症として発症する[2]．
- 再発性アフタは10〜40歳に多く，やや女性に多い[3]．
- 高齢者では歯の喪失が増加し，齲蝕した残存歯や不適正な義歯による舌への機械的刺激から褥瘡性潰瘍を生じる頻度が高くなる．また，これらの機械的刺激が慢性的に加わると癌化するため注意を要する．
- 舌痛症は中年以降の女性に多く，痛みの性質としては"灼熱感"が特徴とされ，睡眠時には症状がなく起床時から徐々に増強するが，会話や食事のときには軽快する[4]．

検査・診断の注意点（❶）

- 舌を含めた口腔全体，咽頭・喉頭も観察する．
- 舌・口腔の病変に皮疹を伴っていれば皮膚疾患の可能性があるため，皮膚科医へ診察を依頼する．

- 皮膚疾患である天疱瘡や扁平苔癬では，皮疹を伴わず病変が口腔粘膜のみにみられるものや，口腔粘膜に病変が先行して皮疹が遅れて出現するものがあり注意を要する．
- 舌に接触する歯や義歯がないかどうかをみる．
- 潰瘍性病変で舌癌か否かで迷う場合にはステロイド軟膏への反応をみることがあるが，1～2週間程度の短期間で効果をみて，改善がない場合には躊躇せずに生検を行う．
- 大きな腫瘤や，周堤・硬結を伴う潰瘍は悪性腫瘍の可能性が高いため，いたずらにステロイド軟膏への反応をみることはせずに，生検やCT・MRIなどの画像検査を迅速に行う．
- 鉄や亜鉛などの微量元素の欠乏により舌痛が生じることがあるため，血液検査を行う．

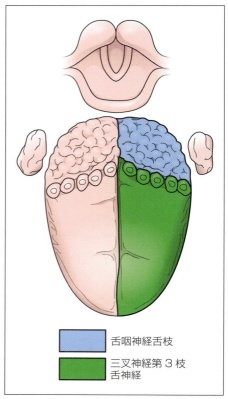

❷ 舌の知覚神経支配

舌の知覚神経の支配領域（❷）

- 舌の大部分は，三叉神経第3枝の終末枝の一つである舌神経が知覚をつかさどる．
- 有郭乳頭と分界溝付近とその後方の舌根部には舌咽神経舌枝が分布している．

症　例

患者：50歳代，女性．

現病歴：1か月前から舌右側の違和感が生じ，徐々に痛みを伴うようになり，外来受診．

初診：舌の右側縁に円形で径1cmの潰瘍性病変を認め，潰瘍底面は白色を呈して周堤は伴わず，硬結も触知しなかった（❸）．舌の他の部位，口腔内，咽頭・喉頭には異常所見を認めず，頸部リンパ節は触知しなかった．右下顎の第二小臼歯，第一・第二大臼歯には金属冠がかぶされていた．まずは口内炎が考えられ

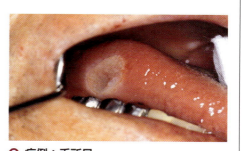

❸ 症例：舌所見
舌右側縁に径1cm大の潰瘍性病変を認める．
（新潟県立中央病院口腔外科　武田幸彦先生より提供）

ると説明してステロイド軟膏であるデキサメタゾン軟膏を処方し，7日後に再診予定とした．

再診：ステロイド軟膏を7日間塗布し，疼痛はやや軽減したが，舌右側縁の潰瘍性病変は不変であった．ステロイド軟膏の効果が乏しかったため，腫瘍の可能性を考慮して潰瘍の一部を生検し病理組織検査へ提出した．また，歯牙による褥瘡性潰瘍も考えられたため歯科へ診察を依頼したところ，金属冠がかぶされている右下顎の第二小臼歯，第一・第二大臼歯が舌右側縁に接触し潰瘍の原因の可能性があるということで，金属冠が舌に接触しないよう研磨された．

経過：歯科で処置を受けてから14日後の診察時には，舌右側縁にあった潰瘍性病変は消失し痛みもなくなっていた．病理組織検査は，「潰瘍部の重層扁平上皮は欠損し，下層には線維性結合織が増殖し，多核白血球とリンパ球を中心とした炎症細胞の浸潤がみられるが，腫瘍や悪性所見は認められない」という結果であった．

舌の一側縁の潰瘍性病変であるが，1 cm大と小さく周堤や硬結を伴っていなかったため舌癌は積極的には疑われず，まずはステロイド軟膏の効果をみることとした．しかし，ステロイド軟膏の効果は乏しかったため，舌癌の可能性を考え生検を行い病理組織検査で舌癌は否定された．歯科医による診察と処置で舌の潰瘍は改善し，褥瘡性潰瘍と診断された．

（佐藤邦広）

文献

1) 佐藤宏紀，吉田　康．口腔内病変をどう診るか—ウイルス疾患．JOHNS 2007；23：1799-802．
2) 鈴木幹男，喜友名朝則．口腔内病変をどう診るか—真菌症．JOHNS 2007；23：1795-8．
3) 髙橋廣臣．反復性アフタ．口咽科 1999；11：185-9．
4) 氷見徹夫．口腔内病変をどう診るか—舌痛症．JOHNS 2007；23：1821-5．

14 口腔乾燥
（口が乾く，つばが出ない）

3章 口腔

外来で想定，説明すべき5大疾患！
① Sjögren症候群
② 薬剤の副作用
③ 放射線照射後
④ 鼻閉による口呼吸
⑤ 糖尿病，尿崩症，Parkinson病などの全身疾患

診断のポイント（①）
① 口腔乾燥の多くは唾液分泌減少で生じるが，口呼吸による口腔粘膜水分の消失が原因のこともある
② 唾液分泌減少は，唾液腺機能低下，唾液分泌刺激障害，および体液の減少などの全身的要因に分類できる
③ 現在治療中の疾患，常用薬，既往歴に関する聴取が重要
④ 診察の際に，口腔の乾燥の有無と程度を評価する
⑤ 高齢者では，加齢に伴う唾液分泌機能の低下と安易に結論づけない

重大疾患の徴候
① ドライアイや耳下腺・顎下腺の腫脹があればSjögren症候群を疑う．
② 糖尿病や貧血，Alzheimer病などの一症状の可能性もある．
③ 副作用として口腔乾燥を生じうる薬剤を複数服用している場合，原因と考えられる薬剤を特定できないと中止や他の薬剤への変更が困難となるため，口腔乾燥症状を改善させることが難しい．

場面による注意点

- ドライアイや耳下腺・顎下腺の腫脹がみられる場合には，Sjögren症候群を疑って検査を行う．
- 全身性エリテマトーデス（SLE）や慢性関節リウマチ（RA）などの膠原病患者では，二次性Sjögren症候群を合併する場合があることに留意する．
- 副作用として口腔乾燥をきたす薬剤は多岐にわたり，代表的なものとしては睡眠薬，抗うつ薬，抗痙攣薬，抗コリン薬，抗ヒスタミン薬，降圧薬，利尿薬があげられる[1]．
- 薬剤の服薬数が多くなるほど口腔乾燥を生じやすくなる．
- 頭頸部癌で放射線治療の既往がある場合には，唾液腺が照射野に含まれていると著明な唾液分泌低下を生じる．

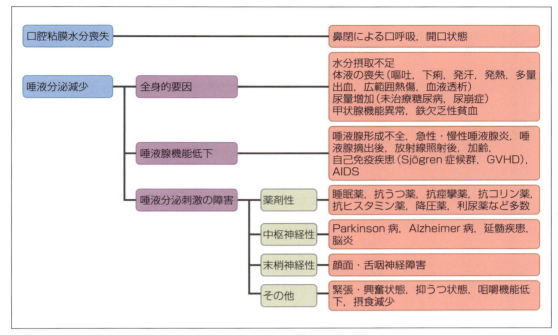

❶ 口腔乾燥の原因

(山村幸江. 口腔咽頭の臨床. 第3版. 医学書院；2015. p.52-3[2])より）

- 鼻閉による口呼吸も口腔乾燥の原因となるため，アレルギー性鼻炎，慢性副鼻腔炎，鼻中隔弯曲症などの鼻疾患の有無を診察する．

患者の年齢・性別・気質による対応

- Sjögren症候群は中年の女性に多い．
- 高齢者では薬剤を多数服用していることが多く，加えて加齢による唾液分泌機能の低下もあるため，若年者に比し口腔乾燥をきたす傾向がある．
- 口腔乾燥の原因として複数該当する場合も多く，その際にはいずれか1つが原因となっているのか，それとも原因が複数あるのかを断定するのは困難である．

検査・診断の注意点

- 詳細な病歴から，口腔乾燥の原因を類推する．
- 診察の際にみられる口腔乾燥の局所所見は，舌乳頭の萎縮，口唇の萎縮，口角部のびらんである．
- 唾液分泌機能を客観的に評価する検査としては，安静時唾液量測定およびガムテストによる刺激時唾液量測定が有用である．安静時唾液量は10分間あたり1 mL以上であれば正常である．ガムテストでは，ガムを10分間噛む間に分泌される唾液量が10 mL以上であれば正常と判定される[2]．

❷ Sjögren症候群の改訂診断基準

1. 生検病理組織検査で次のいずれかの陽性所見を認めること
    A) 口唇腺組織で4 mm^{2}あたり1 focus（導管周囲に50個以上のリンパ球浸潤）以上
    B) 涙腺組織で4 mm^{2}あたり1 focus（導管周囲に50個以上のリンパ球浸潤）以上
2. 口腔検査で次のいずれかの陽性所見を認めること
    A) 唾液腺造影でStage I（直径1 mm未満の小点状陰影）以上の異常所見
    B) 唾液分泌量低下（ガム試験で10分間で10 mL以下またはSaxonテストで2分間で2 g以下）があり，かつ唾液腺シンチグラフィーで機能低下の所見
3. 眼科検査で次のいずれかの陽性所見を認めること
    A) Schirmer試験で5分間に5 mm以下で，かつローズベンガル試験（van Bijsterveldスコア）で3以上
    B) Schirmer試験で5分間に5 mm以下で，かつ蛍光色素試験で陽性
4. 血清検査で次のいずれかの陽性所見を認めること
    A) 抗SS-A/Ro抗体陽性
    B) 抗SS-B/La抗体陽性

【診断基準】
上の4項目のうち，いずれかの2項目以上を満たせばSjögren症候群と診断する

(藤林孝司ほか．厚生省特定疾患免疫疾患調査研究班平成10年度研究報告；1999．p.135-8[3]より)

- Sjögren症候群を疑った際には，口唇腺生検病理組織検査，唾液腺造影検査，唾液分泌機能検査と唾液腺シンチグラフィ，血清検査で抗SS-A/Ro抗体，抗SS-B/La抗体の測定を適宜行い，診断基準を満たせばSjögren症候群と診断する[3]（❷）．
- 口腔乾燥は口腔衛生の不良をきたし，齲歯や真菌症を引き起こす．

症 例

患者：65歳，女性．

現病歴：55歳時より高血圧でCa拮抗薬（アムロジピン）を内服している．1年前にうつ病の診断で三環系抗うつ薬（イミプラミン）の内服を開始したが，口渇が強く選択的セロトニン再取り込み阻害薬（パロキセチン）へ変更したところ口渇は軽快した．しかし，半年前より再び口渇が出現し，うがいなど行っていたが軽快しないため受診．

初診：口腔内は全体に乾燥し，舌乳頭は萎縮していた．問診で，目の乾きは軽度あるもののそれほど気にはならないとのことであった．耳下部や顎下部の腫脹はみられなかった．

検査：唾液分泌機能を評価するためにガムテストを行ったところ，10分間で6 mLであり，正常とされる10 mL以上を下回り唾液分泌機能低下を認めた．Sjögren症候群の精査目的に血清抗SS-A/Ro抗体，抗SS-B/La抗体を測定したところ，いずれも陽性であった．唾液腺造影では腺内に1～2 mm

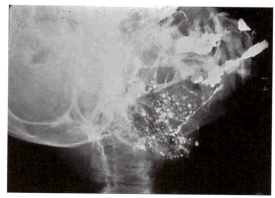

❸ 症例：唾液腺造影

程度の顆粒状陰影が散在性に認められるStage 2の所見であり（❸），Sjögren症候群の診断基準を満たし診断が確定した．

経過：うがい励行と人工唾液の使用を開始したが，自覚症状の改善に乏しいためムスカリン様作用薬であるセビメリンを内服したところ効果がみられ，継続中である．

> **ここがポイント！**
>
> 高齢者においては高血圧や不眠症，精神疾患などの全身疾患に罹患する割合が高くなり，それらに対する治療薬には口腔乾燥の副作用を生じるものが多く含まれる．高血圧に対するCa拮抗薬も口腔乾燥を起こしうるが，10年前より内服して9年間症状を起こしておらず原因薬剤とは考えにくい．抗うつ薬も高率に口腔乾燥を生じるため，三環系抗うつ薬の内服直後に出現した口腔乾燥はその副作用であったと考えられる．しかし，抗うつ薬のなかでも比較的新しい選択的セロトニン再取り込み阻害薬は口腔乾燥を起こしにくく，薬剤変更後に口渇が軽快したことは，三環系抗うつ薬の副作用であったことを裏付けるものである．
>
> Sjögren症候群は口腔乾燥の原因疾患として常に念頭におくべきものであるが，診断に必要な唾液腺造影や口唇腺生検は患者への侵襲を伴うので躊躇しがちである．しかし口腔乾燥の原因を究明するのに必要な検査であり，患者へしっかりと説明して行うべきである．

（佐藤邦広）

文献

1) 吉原俊雄ほか．治りにくい唾液分泌異常．耳鼻咽喉科・頭頸部外科 2011；83：1013-7.
2) 山村幸江．口腔乾燥症．吉原俊雄ほか編．口腔咽頭の臨床．第3版．医学書院；2015. p.52-3.
3) 藤林孝司ほか．シェーグレン症候群診断基準（1999年改訂）．厚生省特定疾患免疫疾患調査研究班平成10年度研究報告；1999. p.135-8.

3章 口腔

15 口内炎
（口の中が痛い，口の中がしみる）

外来で想定，説明すべき5大疾患！
① ウイルス性口内炎
② 細菌性口内炎
③ アレルギー性口内炎
④ 機械的刺激による口内炎
⑤ 全身性疾患に伴う口内炎

診断のポイント（①）
① 口腔，咽喉頭に限局しているか
② 潰瘍性病変を伴うか
③ 全身性皮膚症状や消化器症状の所見はないか

重大疾患の徴候
① 治療を開始しても症状・所見が変わらない．
② いったん改善するが，すぐに再発する．
③ 全身症状（皮膚症状，眼症状，消化器症状）が併存する，経過中に加わる．
④ 症状やサイズが変化する．

場面による注意点
- 口内炎は診療の機会が多く，またそのほとんどは自然に治癒する予後良好なものである．
- 原因となること（原因薬剤やアレルギー）を確認する．
- 外的刺激によるものがあれば，局所治療とともに外的刺激を除去する必要がある．

患者の年齢・性別・気質による対応（❶）
- ウイルス性疾患においては，季節性や流行期間などを念頭においておく必要がある．たとえば，市町村別の感染症情報をこまめに検索することが有用である．
- 高齢者や糖尿病患者など易感染状態であるかどうか，症状出現前にどのような薬剤が投与されていたかなども，真菌性や薬剤性を疑う情報となる．
- 成人では性感染症の可能性についても情報を聞き出す必要がある．

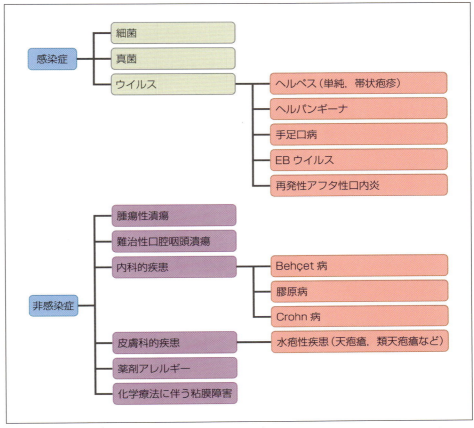

❶ "口内炎"で鑑別すべき疾患
口内炎を診る際には，まずは感染症を念頭におきつつ所見をとる．さらに，口腔所見にとらわれることなく皮膚症状，消化器症状などの有無を確認しつつ適切な問診を行うことが重要である．

検査・診断の注意点

- 口腔所見はもちろん，咽喉頭の併存病変の有無を確認する．
- 腫瘍性病変を疑う場合は生検を追加する．
- 生検に際しては，可能であれば数か所から行い，すぐに診断がつかなかったとしても難治性の場合は再生検を躊躇してはならない．
- 全身性の疾患では，局所所見にとらわれがちになると口腔以外の重要な所見を見逃す可能性が出てくる．
- 見逃しがないように消化器症状（腹痛，下痢，便秘など），皮膚症状の有無を確認する．また，眼部や会陰部の粘膜症状が経時的変化に伴い出現することがあるので，その際は，口内炎が治癒していたとしても必ず受診するよう説明をする．
- なかでも，再発を繰り返すもの，増大傾向があるものは，全身性疾患や悪性疾患の可能性もあるため，受診するように説明する．

症　例

患者：40歳，男性．

現病歴：X年6月，7月，10月上旬と歯肉にアフタが出現し，そのつどステロイド外用薬，ビタミン剤で改善していた．10月中旬より再びアフタが出現し，精査のため紹介受診となった．

初診：上歯肉，口蓋垂周囲，喉頭に小さなアフタを多数認めた（❷〜❺）．発熱はなく全身状態は良好であったためウイルス感染を疑い，対症的な治療としてアズレン外用薬による含嗽とアセトアミノフェン内服（頓用）を指示し，1週後に再診することとした．念のため膠原病内科へも全身検索を依頼した．

再診：1週後，痛みは消失し，多発していたアフタも歯肉のみとなっていたが，完全に消失しないため治療を継続した．さらに1週後（初診時より2週後），口腔内や歯肉，喉頭に認めたアフタはすべて消失していた．そのほかに体調に変化がないか質問すると，外陰部（亀頭部）に痛みを感じるようになったといい，同部位に小さな潰瘍の形成を認めたため（❻）皮膚科を紹介した．Behçet病の疑いとして抗生物質外用薬が追加された．

経過：さらに2週後（初診時より4週後），口唇と口腔底に小さなアフタが再び出現し，前回亀頭部にみられた病変は上皮化したが，新たに3か所の小さな潰瘍形成と下肢に毛嚢炎様皮疹が出現した．Behçet病と診断され，直ちに膠原病内科でプレドニゾロン30 mg/日による治療が開始された．その後3か月でプレドニゾロンを漸減し，耳鼻咽喉科，皮膚科，膠原病内科で経過観察中である．

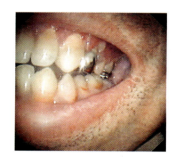

❷ 症例：歯肉所見

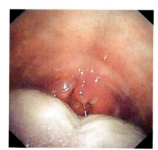

❸ 症例：咽頭所見

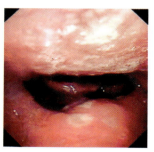

❹ 症例：口蓋垂裏面所見

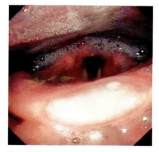

❺ 症例：喉頭所見

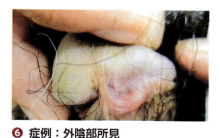

❻ 症例：外陰部所見

難治ではないが反復するアフタ性口内炎は，全身疾患の前兆として出現することがある．治ったとしても終了とせずに，腹痛，下痢などの消化器症状や皮疹などの皮膚症状，眼部や会陰部の粘膜潰瘍が出現した際には再診するよう，十分に説明することが重要である．

 気をつけるべきウイルス感染
ウイルス感染症のなかでEpstein-Barr (EB) ウイルスは多彩な症状，所見を呈する．口内炎にとどまるもの，典型的な伝染性単核球症となるものがある．さらには慢性活動性EBウイルス感染症は外来で見落としがちな疾患の一つなので，要注意である[1]．

（花澤秀行）

文献

1) 金兼弘和ほか．慢性活動性EBウイルス感染症．モダンメディア 2010；56：93-9.

- 公益財団法人難病医学研究財団・難病情報センター．ベーチェット病．
  http://www.nanbyou.or.jp/entry/330
- 川上民裕．アフタ性疾患．MB Derma 2011；186：9-15.
- 末木博彦．皮膚病変を伴う口腔粘膜疾患．MB ENTONI 2015；178：18-24.
- 中村晃一郎．アフタ性口内炎．MB Derma 2014；219：45-8.

Column

歯痛

歯に分布する知覚神経は上顎神経分枝の上歯槽神経と下顎神経分枝の下歯槽神経である．根尖孔から歯の中に入った神経線維は何本かの大きな神経束となって歯冠部に向かい走る（❶）[1]．

歯の痛みには象牙質の痛み，歯髄の痛み，さらには他の部位の疾患により歯に痛みを生ずる関連痛がある．

象牙質の痛み

象牙質が露出し，乾燥，寒冷，温熱などの刺激が加わると象牙質内の体液が移動して神経終末を刺激し痛みが生ずると考えられている．

象牙質が露出する原因としては，齲歯，過度のブラッシングによるエナメル質の破壊などがある．生理的歯肉退縮による歯根の露出でも歯痛を生じ，知覚過敏として知られている．

歯髄の痛み

歯髄には痛みを伝える神経終末のみが存在すると考えられており，どのような刺激が加わっても痛みとして感じる．

歯髄の痛みを起こす最大の原因は齲蝕である．歯髄の炎症が根尖部，歯根膜に波及すると歯は挺出し，自発性の鈍痛が生じ，咬合により増強する．さらに根尖周囲に炎症が進展すると根尖性歯周炎となり，拍動性の激しい痛みとなり，発熱などの全身症状を伴うようになる．

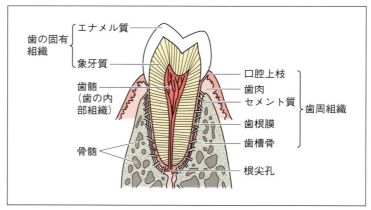

❶ 歯の縦断面

（五十嵐文雄．JOHNS 1999[1] より）

❷ 歯の関連痛

原発巣	関連痛の発現部位	原発疾患
心臓	下顎の歯，まれに上顎	冠動脈疾患
耳	臼歯	耳の疾患，傷害
眼	上顎の前歯，小臼歯	眼の疾患，傷害
鼻	上顎の前歯	鼻の疾患，傷害
副鼻腔	前頭洞→上顎前歯 上顎洞→上顎臼歯	副鼻腔炎
頸	下顎の歯	むち打症
下顎角部	臼歯	顎関節症
咀しゃく筋	側頭筋→上顎臼歯 咬筋→下顎臼歯	顎関節症
側頭部	上顎臼歯	側頭部の炎症
後頭部	臼歯	脳の疾患，傷害
口腔底	下顎歯	唾液腺の疾患，口腔底傷害
口峡部	臼歯	口峡部の疾患，傷害
三叉神経に沿った疾患	すべての歯	神経炎，腫瘍による圧迫，顎骨骨折

（古屋英毅. 痛みの臨床. 第1版. メヂカルフレンド社；1981[2] より）

関連痛としての歯痛

　関連痛とは，実際に痛みを発生する部位と痛みが発現する部位が異なる状態であり，原因疾患は多岐にわたる（❷）[2].

（五十嵐文雄）

文献

1) 五十嵐文雄. 歯・口腔の痛み. JOHNS 1999；15：1533-7.
2) 古屋英毅. 歯科領域. 山本　亨ほか編. 痛みの臨床. 第1版. メヂカルフレンド社；1981. p.381-92.

3章 口腔

16 開口障害（口が開かない）

外来で想定，説明すべき5大疾患！
① 扁桃周囲膿瘍
② 智歯周囲炎
③ 顎関節症
④ 下顎骨炎・骨髄炎
⑤ 破傷風

診断のポイント（❶）
① 口が開かないのは痛みのためか
② 発熱を伴うか
③ 嚥下困難を伴うか
④ 経過は早いか，ゆっくりか

重大疾患の徴候
① 痛みを伴わない．
② 急性の経過をとっている．
③ 原因が視触診上わからないときほど重大な疾患の可能性がある．

場面による注意点（❶）

- 開口制限とは，成人では最大開口域40 mm未満のものと定義する（❷）．
- 開口を邪魔する原因を探る．
- 炎症波及（痛みを伴う），占拠性病変（痛みはない）の有無を確認する．
- 左右いずれかの片側のみか，両側なのかを聴取する．
- 原因として炎症性，腫瘍性，外傷性，神経性，顎関節性，頭頸部腫瘍術後，心因性を念頭におき，問診・視診により鑑別を行う．

患者の年齢・性別・気質による対応

- 顎関節症は，歯科治療や齲歯による不適切なかみ合わせ，睡眠中の歯のかみしめ（歯ぎしり），頬づえの癖やストレスなどが原因となる．
- 歯牙感染に伴う炎症（顎骨炎・骨髄炎）や智歯周囲炎，扁桃周囲炎・扁桃周囲膿瘍は，ほとんどが口腔所見により鑑別可能である．
- 破傷風は唯一所見に乏しく，症状を強く訴え重症感を伴い，最も注意すべき疾患で

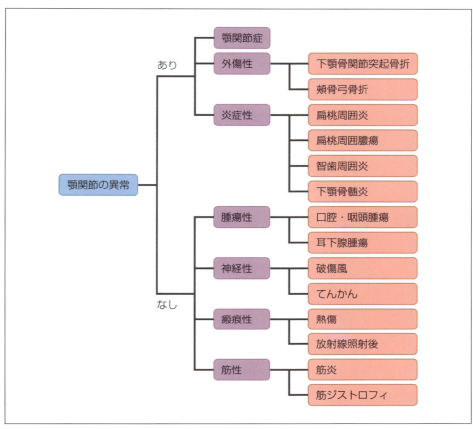

❶ "開口障害"で鑑別すべき疾患
顎関節の異常の有無から鑑別を開始し，口腔内の炎症，腫脹の有無を調べる．まったく病変が認められないときには神経性以下を念頭に調べる．

検査・診断の注意点（❶）

- 開口制限の原因となる口腔内の腫脹や発赤，潰瘍の有無を確認しつつ所見をとる．
- 根尖病変（根尖性歯周炎，膿瘍，囊胞感染）からの顎骨炎・骨髄炎は，歯肉の腫脹や原因歯の叩打痛により判別することができる．
- 破傷風は，外傷の機転，嚥下障害といった次に出てくる症状，急性（電撃的）に全身状態が悪化する，などがある．

❷ 顎関節症の重症度分類

障害度	最大開口域 (mm)	疼痛	日常生活支障度
障害なし	40～	なし	なし
軽度	35～39	軽度	軽度
中等度	30～34	中等度	中等度
重度	～29	重度	重度

注：最大開口域，疼痛および日常生活支障度の最も障害の重い項目により，その個人の障害度とする

開口の程度，疼痛，日常生活への影響の度合により重症度の評価を行う．

れば見落とすことはないだろうが，所見に乏しく，比較的緩徐に潜伏期（6〜14日），前駆期（1〜2日），発症期（1〜数日）を経過して極期へ移行することがあるので（❸），すみやかに検査を進める．

❸ 破傷風の臨床症状

| 第1期（潜伏期：6〜14日） |
| 第2期（前駆期：1〜2日） |
| 　全身倦怠，肩こり，咽頭痛 |
| 第3期（発症期：1〜数日） |
| 　開口障害，嚥下障害，痙笑，項部硬直 |
| 第4期（極期：1〜4週間） |
| 　後弓反張，前屈緊張，呼吸停止，窒息，交感神経過緊張 |

症　例

患者：60歳，男性．

現病歴：X年8月3日朝，ジュースがのどに引っかかるようだった．徐々に悪化し，13日ごろから首の痛みも出てきた．16日からは口が開きにくくなってきた．

初診：19日に初診．口腔所見も十分観察でき，咽喉頭にも原因は指摘できなかった（❹）．痛みはないが，重苦しさのような飲み込みづらさと口が開きにくいことをしきりに訴えた．1日40本以上のヘビースモーカーで，飲酒も1日3合以上の常習飲酒家でもあったため，上部消化管の悪性腫瘍を疑い消化器内科へ精査依頼を行った．

経過：翌20日に上部消化管内視鏡検査が行われたが，器質的な異常は認められなかった（❺）．21日には，ろれつがやや悪くなり，仮性球麻痺を疑い頭部MRIを行うとともに神経内科へ診察依頼をした．MRIで器質的な異常は認められず，神経内科の診察を待った．神経内科では，深部腱反射の増強，開口障害を伴う痙笑があり破傷風を疑うとされ，大学病院へ救急搬送された．

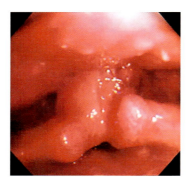

❹ 症例：喉頭所見
異常は特に認めない．

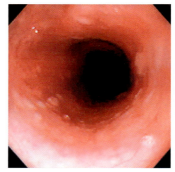

❺ 症例：食道所見
軽度の胃食道逆流症を認める．

症状に重症感を認めたが口腔内観察は十分可能で，会話可能な程度の開口障害であり，また症状出現から2週間以上経過しての初診であったため破傷風を疑うことができなかった．所見が乏しくても原因検索を行うことが大切であると実感した症例であった．なお，本症例においても外傷の既往はなかった．

 破傷風の特徴（❸）

　10〜30％に外傷，外傷歴を伴わない．潜伏期が14日と長いものもある．しかし発症時の症状が軽度であっても受診の数時間後に重症痙攣発作が出現することもある．死亡率は現在でも40％と報告されており，疑わしい症例は治療可能な施設へ相談することが必要である．死亡例は発症10日以内ともいわれている．

（花澤秀行）

文献
- 日本顎関節学会編．顎関節症患者のための初期治療診療ガイドライン3．初版．2012．
- 日本顎関節学会編．顎関節症に関するガイドライン．第1版．2001．
- 国立感染症研究所（福田　靖ほか）．破傷風とは．
  http://www.nih.go.jp/niid/ja/kansennohanashi/466-tetanis-info.html

3章 口腔

17 味覚障害（味がわからない）

外来で想定，説明すべき6大疾患/症状！
① 味覚低下・消失（全体的に味が薄い，味がしない）
② 自発性異常味覚（口中に何もないのに苦味，塩味，甘味，酸味を感じる）
③ 異味症（本来の味質と異なる：醤油，まんじゅうが苦い，など）
④ 解離性味覚障害（甘味だけがまったく感じられない，など）
⑤ 悪味症（味がすると吐きそうになる，など）
⑥ 味覚過敏

診断のポイント
① 味覚機能の正しい評価（❶）
② 原因の特定（❷）

重大疾患の徴候
① 貧血による舌炎が原因となることもあるので初診時に一般採血を行う．
② Cronkhite-Canada症候群は，遭遇する可能性は低いが，味覚障害が初発症状になることがあり，体重減少や消化器症状などがみられるときは，原因精査とともに経過を観察していくことも必要である．
③ 脳腫瘍や脳血管障害，脳炎の一症状として発症することもあるため，片側性のときや，検知と認知力に高度な乖離がみられるときは頭蓋内精査を行う[2]．

場面による注意点

- 「味がわからない」という主訴には風味障害が含まれることもあるので，どの味がわかりにくいかを具体的に問診し，コーヒーやカレーライス，イチゴ味などのフレーバー系をあげるときには嗅覚検査を追加する．
- 片側性や支配神経領域に限局している場合は神経障害を疑い，中耳疾患の有無，耳鼻咽喉科の手術既往歴をチェックし，さらには頭蓋内精査や味覚神経伝導路の精査を行う．
- 罹患疾患，内服薬，内服時期などを含む詳細な問診をとり，味覚障害を起こしうるものかの判断を慎重に行う．
- 舌を観察し，舌真菌症，舌炎をチェックする．口腔粘膜疾患に伴うものは粘膜が正常化すれば改善することが多い．

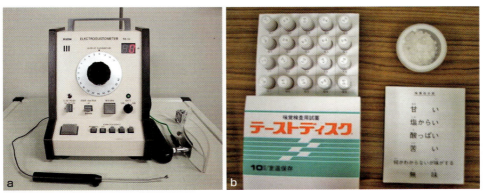

❶ 味覚機能の評価
a：電気味覚計（RION TR-06®）．単一味質の定量評価ができる．
b：濾紙ディスク法（テーストディスク®）．4味質による定性評価ができる．

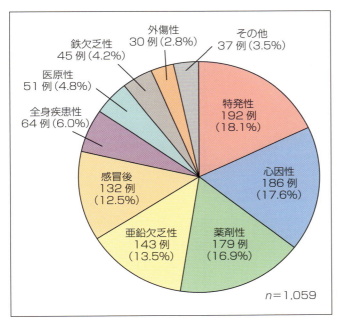

❷ 当科の味覚障害原因別割合
（坂口明子ほか．日耳鼻 2013[1] より）

患者の年齢・性別・気質による対応

- 高齢者では薬剤性が最も多く，若年者では外傷性，感冒後が有意に多い．全年齢を通じて亜鉛欠乏性（特発性を含む）は高頻度にみられる．
- 外来を受診する男女比はどこの施設でも女性が多いとされているが，当科味覚外来を受診した患者も女性のほうが多かった（男性801例，女性1,469例）．女性は料理を担っている人が多く，軽微な変化に気づきやすく，家族からも指摘されやすいことが原因の一つとしてあげられる．

17．味覚障害 —— 95

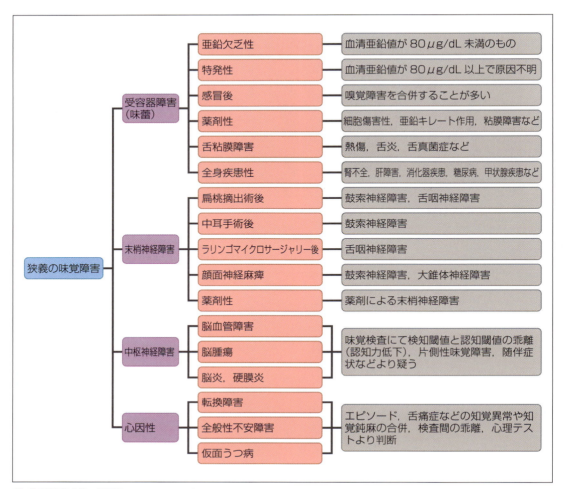

❸ "味覚障害"の診断フローチャート
このほか，唾液量減少や質厚い舌苔，味孔の角化は，味物質が味蕾に到達しにくい原因となりうる．

- 舌痛症や質的味覚異常例は舌視診や検査結果で異常所見が得られないことが多いため，ドクターショッピングを繰り返す傾向がある．
- 心因性味覚障害では抑うつ状態，神経症などの傾向を示す場合があり，SDS（Self-rating Depression Scale），CMI（Cornell Medical Index）などで心理状態を評価する．

検査・診断の注意点（❸）

- 採血で末梢血液像，血清亜鉛，鉄，銅値を測定する．
- 舌の観察を行う．舌炎や舌真菌症の有無を確認し，マイクロスコープ（なければ耳用顕微鏡）（❹）やコンタクトエンドスコープ（❺）にて茸状乳頭の形状や血管流入を観察する．

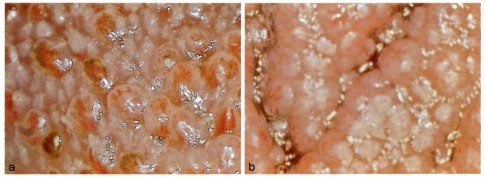

❹ 健常人と味覚障害患者の舌所見（マイクロスコープ）
a：健常人（20歳代）の舌乳頭．卵円形で辺縁が明瞭，血管の流入は良好である．
b：味覚障害患者（70歳代）の舌乳頭．萎縮，癒合しており，舌溝がみられる．血管の流入も乏しい．

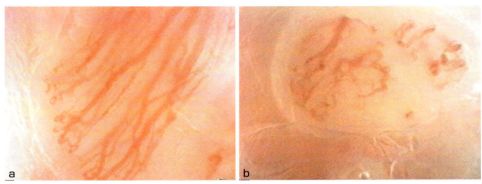

❺ 単一の舌乳頭のコンタクトエンドスコープ像
a：健常人（20歳代）の血管像．血管が末梢までいきわたるように走行している．
b：味覚障害患者（20歳代）の血管像．5歳時に中耳手術を受け，鼓索神経切断後20年経過した舌乳頭の血管像．血管は塊状で途切れている．電気味覚検査，濾紙ディスク法でスケールアウトであった．

- 味覚神経支配領域を理解する．味覚は舌前2/3は顔面神経の枝である鼓索神経，舌後1/3は舌咽神経，軟口蓋は顔面神経の枝である大錐体神経が支配している．味覚検査は顔面神経麻痺の際の部位別診断にも有用である．
- 電気味覚検査，濾紙ディスク法で味覚機能を評価する（❶）．前者は単一の味質で「スプーンなどの金属をなめたような味」や「酸味」，「塩味」と表現され，定量的な評価ができる．後者は甘味（ショ糖），塩味（塩化ナトリウム），酸味（クエン酸），苦味（塩酸キニーネ）の基本4味を各5段階で評価することによって定性的な評価も可能である．両者は機序が異なり，乖離する病態もあるため，両方を行うことが望ましい．ただし保険診療においては，濾紙ディスク法による味覚定量検査は電気味覚検査により算定することになっているので，同日での請求はできない．
- 濾紙ディスク法ですべての味質がスケールアウトになるときは全口腔法を実施する．

- 唾液分泌機能測定として安静時唾液量と刺激時唾液量（ガムテスト）を測定する．両者とも減少しているときは唾液分泌機能低下が疑われ，安静時唾液量が減少しているのに対して刺激時唾液量が保たれている場合は自律神経調節障害が疑われる．
- 必要に応じて嗅覚検査，頭蓋内精査を行う．

症 例 1

患者：52歳，女性．

現病歴：3年前に乳癌罹患，化学療法（エピルビシン〈ファルモルビシン®〉＋シクロホスファミド〈エンドキサン®〉＋フルオロウラシル〈5-FU®〉）施行中に味覚消失（VAS 0％）出現．化学療法終了後VAS 50％まで改善したが，3年が経過してもこれ以上改善しないため，当科味覚外来紹介受診となった．

初診：乳癌の再発・転移は認めず，経過は良好であった．舌には舌炎や真菌症は認めず，舌乳頭形状，血管流入状態も良好で，とくに異常所見は認められなかった．味覚検査では電気味覚検査，濾紙ディスク法ともに高度な低下を認めた（❻）．血液検査にて，血清亜鉛値は93 μg/dL，鉄値は104 μg/dLと低くはなかったが，血清銅値が142.0 μg/dL（正常値68〜128 μg/dL）と高値であったため，潜在性亜鉛欠乏を疑い，硫酸亜鉛44.6 g/日の投与を行った．

経過：1か月の内服で自覚症状に改善がみられ，5か月後にはVAS 100％と完全にわかるようになったため終診となった．5か月後の味覚検査では電気味覚検査，濾紙ディスク法ともほぼ正常な値となっていた（❻）．血液検査では血清亜鉛値110.9 μg/dL，鉄値86 μg/dL，銅値134 μg/dLと治療前より亜鉛値は上昇，鉄値と銅値は低下していた．

確定診断：薬剤性（細胞障害性）味覚障害，潜在性亜鉛欠乏．

❻ 症例1：治療前後の味覚検査結果

治療前

| | 電気味覚検査 | | 濾紙ディスク法 | | | | | | | |
| | | | 甘味 | | 塩味 | | 酸味 | | 苦味 | |
	R	L	R	L	R	L	R	L	R	L
鼓索神経	26	24	s.o	s.o	s.o	s.o	5	5	5	2
舌咽神経	32	34	s.o	s.o	4	3	5	s.o	s.o	s.o
大錐体神経	s.o	32								

s.o：スケールアウト

治療後

| | 電気味覚検査 | | 濾紙ディスク法 | | | | | | | |
| | | | 甘味 | | 塩味 | | 酸味 | | 苦味 | |
	R	L	R	L	R	L	R	L	R	L
鼓索神経	12	10	5	3	3	3	3	3	4	3
舌咽神経	34	34								
大錐体神経	30	30								

Column　亜鉛欠乏性の味覚障害発生機序

亜鉛は300種類以上の酵素活性，細胞分裂，成長，代謝，免疫，創傷治癒，生殖，精神安定，アルコール分解など非常に多彩な生理作用をもつ必須微量元素である．亜鉛欠乏状態になると，味覚受容器である味蕾に存在する味細胞のターンオーバーが遅延し，機能障害を引き起こす．ヒトの茸状乳頭の味蕾の再生には約4週間要するとされている[3]．

Column　薬剤性味覚障害発生機序

薬剤性味覚障害の機序は，①唾液分泌の低下，②口内炎による粘膜障害，③薬剤の神経毒性，④味細胞における味刺激時の興奮性の低下，⑤味細胞の再生能力の低下，⑥亜鉛とのキレート形成による体内の亜鉛低下などが考えられている[4]．

症 例 2

患者：70歳，男性．

現病歴：3か月前より味覚障害を自覚し，近医耳鼻咽喉科を受診し，3か月間ポラプレジンク（プロマック®），ビタミンB_{12}（メチコバール®）を投与されたが改善なく，当科紹介受診となった．

初診：味覚異常は低下，自発性異常味覚（塩味）であった．食欲減退があり，3か月間で体重が4 kg減ったとのこと．口腔内乾燥なし．舌痛なし．嗅覚障害なし．既往歴・合併症に特記すべきことなし．常用薬に特記すべきことなし．舌茸状乳頭所見は，蒼白，扁平．血液検査で，アルブミン3.9 g/dL，鉄71 μg/dL，亜鉛64.3 μg/dL，銅95 μg/dL，ヘモグロビン13.5 g/dL．SDS 45（正常：23～47，神経症：39～59，うつ病：53～67）．唾液分泌機能測定は，安静時2.6 mL（正常：3 mL以上），ガムテスト16.4 mL（正常：10 mL以上）．味覚VASは11％．電気味覚検査，濾紙ディスク法，嗅覚検査ともほぼ年齢相応であった．体重減少に関して全身精査を勧めたところ，現在，人間ドックの検査結果待ちとのことであった．

再診：当初，味覚検査が正常範囲で，神経質な一面をみせていたことから心因性を疑った．ポラプレジンク（プロマック®），ロフラゼプ酸エチル（メイラックス®），八味地黄丸を処方し，1か月後には味は少しわかるようになってきたとのことであったが，それに反して食欲は減退し，体重減少は悪化した．人間ドックの検査結果で胃前庭部や十二指腸にポリープ多発（❼a）が著明であったことから，当院消化器内科受診となった．そのころから爪甲の萎縮（❼b）が出現した．

確定診断：当科初診から3か月後にCronkhite-Canada症候群と診断された．

経過：ステロイド投与により，味覚障害，体重減少は改善していった．治療開始3週間後，味覚VAS 90％となった．現在，当科消化器内科にて経過観察中である．

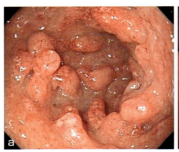
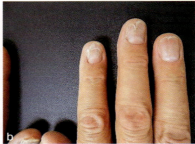

❼ 症例2
a：十二指腸球部所見，b：爪甲所見．

> **ここがポイント！** この症例では鉄剤・硫酸亜鉛を内服しても状態は悪化した．全身疾患性味覚障害は亜鉛内服療法のみでは改善は難しく，原疾患のコントロールが重要である．この症例では胃腸の症状はなく，また味覚検査が正常範囲であるにもかかわらず訴えが強かったことなどから，診断は困難であった．Cronkhite-Canada症候群では味覚障害発症後に下痢などの消化器症状，脱毛，体重減少，爪異常，貧血などが続発することもあり，経過観察を継続することが重要である．

Cronkhite-Canada症候群

Cronkhite-Canada症候群は消化管に非腫瘍性ポリープが多発する非遺伝性疾患である．下痢，腹痛，食欲低下，体重減少，味覚異常などの症状に加え，爪の萎縮，全身脱毛を認めることがある．また蛋白漏出性胃腸症を合併し，栄養不良を呈することもある．当科で経験したCronkhite-Canada症候群は現在までに4例であり，いずれも味覚障害が初発症状で初診が当科味覚外来であった．

（任　智美，阪上雅史）

文献

1) 坂口明子ほか．味覚障害1,059例の原因と治療に関する検討．日耳鼻 2013；116：77-82．
2) Onoda K, Ikeda M. Gustatory disturbance due to cerebrovascular disorder. Laryngosope 1999；109：123-8．
3) 大木光義ほか．亜鉛欠乏性味覚障害ラットにおける味蕾細胞の新生・交代（turn over）について．Biomed Res Trace Elements 1991；2：249-50．
4) 三輪高喜．味覚障害の疫学と臨床像．耳鼻咽喉科・頭頸部外科 2015；87：626-33．

4章

のど

4章 のど

18 咽頭痛
（のどが痛い，食事ができない）

外来で想定，説明すべき5大疾患！
① 急性咽喉頭炎，急性扁桃炎
② 咽頭異物
③ 難治性口腔咽頭潰瘍
④ 扁桃周囲膿瘍，深頸部膿瘍
⑤ 悪性腫瘍

診断のポイント（①）
① 気道狭窄をきたす疾患かどうかを見極める
② 悪性腫瘍を見逃さない
③ 慢性に経過する場合はいろいろな可能性を考慮し，診断を進める
④ 経口摂取可能か確認する

重大疾患の徴候（②，③）
① 激しい痛み，嚥下困難，開口障害，呼吸困難，頸部腫脹を伴う場合は，気道狭窄をきたす急性喉頭蓋炎，扁桃周囲膿瘍，咽後膿瘍，悪性腫瘍，気道熱傷，異物などの緊急を要する疾患を見逃さないことが重要である．
② 口唇や眼瞼のびらん，潰瘍，全身の皮疹を生じる場合には，薬疹やStevens-Johnson症候群（SJS），中毒性表皮壊死症（TEN）の可能性もあり，薬剤の内服歴を確認しておく．
③ 咽頭潰瘍はBehçet病や天疱瘡，多発血管炎性肉芽腫症，悪性リンパ腫などの全身疾患の可能性を考え，抗体検査，病理組織学的検査，その他の身体症状などに注意し，内科へのコンサルトも考慮する．
④ 明らかな所見がないにもかかわらず激しい咽頭痛を訴える場合，狭心症や心筋梗塞，大動脈解離などの関連咽頭痛の可能性を考える．

場面による注意点

- 救急外来ではまずは急性炎症の把握が重要であり，進行すると重篤になる扁桃周囲膿瘍や頸部膿瘍などの重症感染症に注意する．
- 冬場のインフルエンザ流行期にはこれを第一に考え，迅速キットによる診断を行う．
- 痛みが持続している場合は1回の診察で判断せず，再度受診するよう伝え，悪性腫瘍を見逃さないよう注意する．
- 嚥下やあくび，歯磨きなどの誘因があった後の咽頭痛は，神経痛や茎状突起過長症

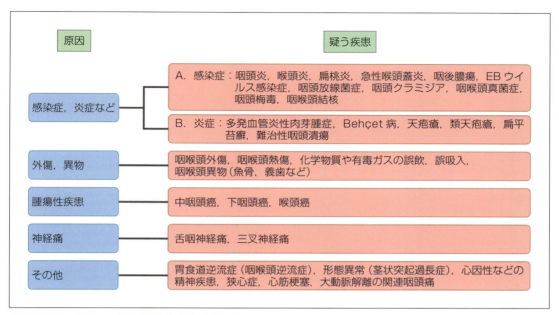

❶ 原因別に分類した"咽頭痛"をきたす疾患

(内藤健晴. 日耳鼻 2014[1] をもとに作成)

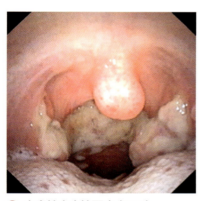

❷ 中毒性表皮壊死症（TEN）

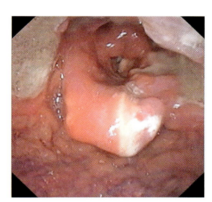

❸ 咽喉頭潰瘍

を考慮に入れる.

患者の年齢・性別・気質による対応

- 小児では季節に応じて流行しているウイルス性疾患（手足口病，ヘルパンギーナなど）を念頭におき，診察する.
- 小児では訴えや経過がはっきりしない場合も多く，異物や重症感染症も念頭におく必要がある.
- 頸部リンパ節腫脹，肝脾腫を伴う若年者の偽膜を伴う扁桃炎は，Epstein-Barr（EB）

ウイルス感染症を考慮する．
- 高齢や認知症の患者では，義歯などの異物の可能性を考える．
- 近年，性感染症が増加しており，長引く咽頭痛をきたす患者は淋菌，クラミジアなどの性感染症を考慮する．
- 20～40歳代の男性で口腔咽頭カンジダ症や難治性の口腔咽頭病変を認める場合は，HIV感染の可能性を考慮する．

検査・診断の注意点

- 咽頭痛をきたす患者では喉頭ファイバースコープで喉頭所見を必ず確認する．
- 食事摂取後の咽頭痛であれば，何を摂取したのか詳細に聞き，異物（魚骨，義歯）の可能性を考え，詳細に診察し，必要があれば画像検査を追加する．
- 歯性感染症から頸部膿瘍に至る例もあり，歯もよく観察する
- 口腔内のアフタ性病変は口内炎や外傷，季節性のウイルス感染症，自己免疫疾患など多岐にわたっており，口腔内以外の所見にも注意を向けると診断に結びつくことがある．難治性の場合は病理組織検査を含めて慎重に診断することが重要である．
- 咽頭痛のない痙笑，嚥下障害，開口障害では破傷風を疑い，土いじり，外傷などの既往を問診する．
- 局所所見のない咽頭痛の場合，関連咽頭痛や心因性，胃食道逆流症（GERD）によるものを考える．

症 例

患者：78歳，男性．
現病歴：4日前から咽頭痛，発熱が出現，1日前から頸部腫脹，呼吸困難が出現した．その後，意識障害，呼吸困難が増悪したため，気管内挿管し，当院に救急搬送となった．
初診：播種性血管内凝固症候群（DIC）を認め，頸胸部造影CTにて頸部から縦隔にかけて膿瘍

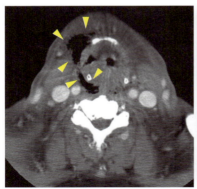 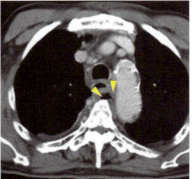

❹ 症例：胸部造影CT

を認めた（❹，❺）．扁桃周囲膿瘍から頸部，縦隔に膿瘍が進展し，敗血症に至ったと診断した．直ちに膿瘍切開排膿術を施行し，ICU管理のうえ，治療を開始した．

経過：その後DICは改善，膿瘍も著明に縮小し，退院となった．

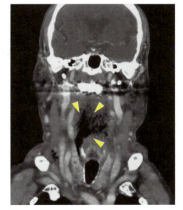

❺ 症例：頸部造影CT

> **ここがポイント** 咽頭炎，扁桃炎では，最初は咽頭痛，発熱程度であっても急激に進行する症例もあり，特に糖尿病や高齢の患者では重症化し，致死的となる場合もあるため注意が必要である．

（髙橋奈央）

文献

1) 内藤健晴．耳鼻咽喉科領域の痛みを考える―咽喉頭領域の痛み．日耳鼻 2014；117：1317-20.

- 余田敬子．口腔・咽頭に関連する性感染症．日耳鼻 2015；118：841-53.

4章 のど

19 嚥下痛
（食べると痛い，飲み込むと痛い）

外来で想定，説明すべき5大疾患！
① 急性扁桃炎
② 急性喉頭蓋炎
③ 扁桃周囲膿瘍，深頸部膿瘍
④ 咽頭，食道異物
⑤ 下咽頭，食道悪性腫瘍

診断のポイント（①，②）
① 嚥下痛がいつからあるのか，進行性なのか確認
② 緊急性か非緊急性かの判断
③ 気道確保の必要性の有無
④ 悪性腫瘍である可能性

重大疾患の徴候
① 開口障害，含み声，嗄声，呼吸困難感などを伴う場合は，気道狭窄を合併している可能性が高い．
② 咽頭異物が疑われるも，咽喉頭に異物はなく，また痛みが軽快しない場合には，食道異物を疑う．
③ 長期的な嚥下痛や嚥下困難感を認め，かつ下咽頭梨状窩の唾液貯留や反回神経麻痺の所見を認めた場合は，悪性腫瘍を疑う．
④ 咽喉頭，頭頸部領域に明らかな異常が認められない場合は，食道疾患や循環器疾患などの可能性も考慮する．
⑤ 栄養状態不良の患者，免疫抑制薬や長期ステロイド服用者，抗悪性腫瘍薬使用者では食道カンジダ症の可能性がある．
⑥ 嚥下痛や圧痛が強い割に所見に乏しい急性炎症性疾患を認めた場合には，内頸静脈への炎症の波及による内頸静脈血栓症も念頭におく．

場面による注意点

- 唾液の貯留や出血を伴う場合は，咽喉頭の観察が不良となりやすい．
- 嚥下痛を認めても，頸部腫脹がなく，口腔咽頭の観察では異常を認めない場合がある．急性喉頭蓋炎では，数分〜数時間で気道狭窄が急激に進行することがあり，口腔咽頭が正常でも，喉頭ファイバースコープや頸部CTによる評価が必要である．喉頭ファイバースコープのない施設では最低でも頸部X線側面像撮影を行うこと

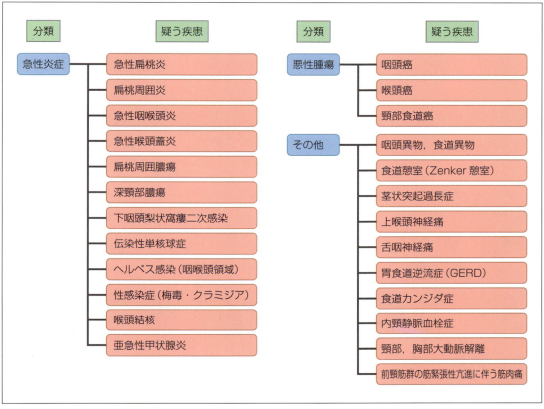

❶ "嚥下痛"で疑うべき疾患

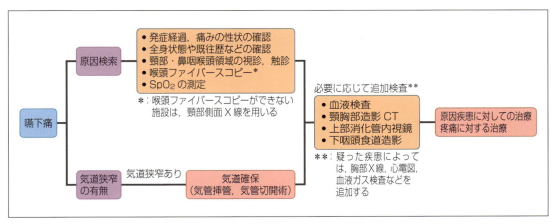

❷ "嚥下痛"診断フローチャート

が望ましい．
- 急性炎症性疾患や腫瘍性疾患による気道狭窄の合併を認めた場合，また短時間で気道狭窄が進行すると疑った場合は，適切な施設への紹介，搬送が必要となる．

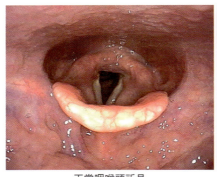

正常咽喉頭所見　　　　　　　　発声時所見

❸ 喉頭ファイバースコピー所見

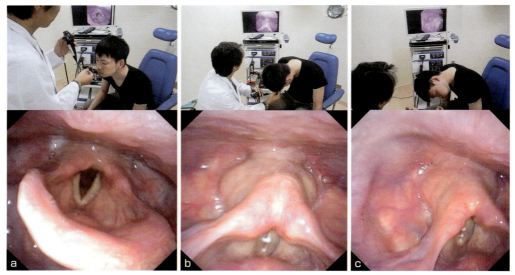

❹ 診察時の頭位の工夫
a：通常体位 (sniffing position)，b：Killian変法，c：Killian変法＋頭位変換，Valsalva法．

- 咽喉頭に異常所見を認めず，嚥下痛が遷延する場合は，悪性腫瘍を疑い定期的な経過観察が必要である．とくに喫煙や飲酒といった嗜好歴のある患者は，食道癌も念頭に上部消化管内視鏡検査を勧める．

患者の年齢・性別・気質による対応

- 喉頭ファイバースコピーに非協力的な患者に対しては，画像検査も検討する．
- 咽喉頭の反射が強い患者では，十分な局所麻酔を行ったうえで観察する．

検査・診断の注意点（❶，❷）

- 嚥下痛をきたし，気道狭窄が疑われた場合は，必ず喉頭ファイバースコープを用い

た上気道の評価をする（❸）．
- 下咽頭を広く展開するためにKillian変法にValsalva法や発声法の組み合わせが有効である（❹）．
- 悪性腫瘍を疑った場合，NBI（narrow band imaging）などの特殊光観察の併用は効果的である．
- 出血や唾液貯留などにより喉頭ファイバースコープでの観察が不良な場合は，上部消化管内視鏡や画像検査を行う．

症 例 1

患者：67歳，男性．

現病歴：夕方カレイを食べた後，嚥下痛が出現した．近医耳鼻咽喉科を受診したが，咽喉頭に異物はなく経過観察となった．4日後，発熱，頸部腫脹が出現したため，当科紹介受診となった．

初診：血液検査にて白血球19,610/μL，CRP 29.64 mg/dLと高度炎症反応を認めた．咽喉頭に異常所見は認められなかったため，造影CTを施行したところ，頸部食道に魚骨が描出された．また甲状腺右葉に膿瘍形成を認めたため（❺），緊急的に上部消化管内視鏡を施行し，異物を除去した（❻）．

経過：異物除去後，メロペネム 3 g/日を用いて症状・所見ともに改善，入院12日目に退院となった．

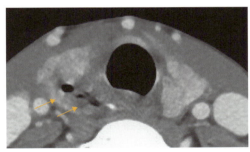

❺ 症例1：造影CT所見
甲状腺右葉背側に，ガス産生を伴った膿瘍形成を認める．

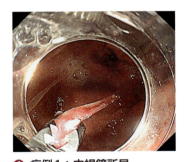

❻ 症例1：内視鏡所見
上部消化管内視鏡を用いて異物を除去した．

 咽頭異物が疑われるも，喉頭ファイバースコピーで異物はなく，また痛みが持続する場合や下咽頭梨状窩の唾液貯留が目立つ場合には，食道異物を疑う．

症例 2

患者：62歳，女性．嗜好歴として喫煙30本/日×45年，機会飲酒．

現病歴：1か月前から嚥下痛，嚥下困難感があり近医耳鼻咽喉科を受診した．左下咽頭梨状窩に表面不整の腫瘍性病変を認め（❼），当科紹介受診となった．

初診：CTにて左下咽頭梨状窩に造影効果を伴った腫瘍病変を認め，また両側頸部に10 mm大のリンパ節転移を認めた．PET-CTでも同部位および両側頸部リンパ節に著明なFDGの集積を認めた（❽）．

経過：下咽頭癌（右梨状窩型T3N2cM0）と診断し，放射線化学療法を行った．

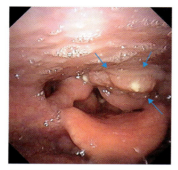

❼ 症例2：内視鏡所見
左下咽頭梨状窩に表面不整の腫瘍を認める．

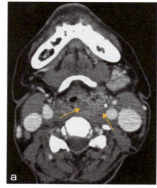 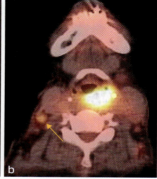

❽ 症例2：CT，PET-CT所見
a：左梨状窩に造影効果を伴った腫瘍病変を認める．
b：PET-CTでも同部位，また右浅頸リンパ節にFDGの著明な集積を認める．

ここがポイント！ 咽喉頭に異常所見を認めず，嚥下痛が遷延する場合は，悪性腫瘍を疑いKillian変法による観察や上部消化管内視鏡の検討が必要である．

（馬場洋徳）

文献

- 今手祐二．咽頭痛，嚥下痛の治療．JOHNS 2004；20：1563-7.
- Sakai A, et al. New techniques to detect unknown primaries in cervical lymph node metastasis. Laryngoscope 2010；120：1779-83.
- Watanabe A, et al. The value of narrow band imaging endoscope for early head and neck cancers. Otolaryngol Head Neck Surg 2008；138：446-51.

4章 のど

20 いびき・睡眠時無呼吸
(寝ている時に息が止まる)

外来で想定，説明すべき疾患！

1. いびき
   ① 閉塞性睡眠時無呼吸障害群
   ② いびき
   ③ 中枢性睡眠時無呼吸症候群
   ④ 睡眠関連低換気障害群

2. 眠気
   ① 閉塞性睡眠時無呼吸障害群
   ② 特発性過眠症
   ③ ナルコレプシー
   ④ 睡眠不足症候群

3. 夜間呼吸困難
   ① 閉塞性睡眠時無呼吸障害群
   ② 心不全
   ③ 狭心症
   ④ 喘息
   ⑤ 夜間パニック発作
   ⑥ 胃食道逆流症

診断のポイント

① 無呼吸の有無と重症度
② 日中傾眠の程度
③ 閉塞性か中枢性か
④ 閉塞性ならば狭窄部位はどこか

重大疾患の徴候

① 成人：ポリソムノグラフィ（PSG）でCheyne-Stokes呼吸がみられる患者は，中枢性睡眠時無呼吸症候群や心疾患，脳血管障害，腎不全が基礎疾患として存在する場合があり，専門医への紹介を考慮する．
② 小児：睡眠中にチアノーゼや陥没呼吸が認められる場合，不整脈，肺性心などの肺・循環器系疾患の合併がみられる場合は，早急な治療が必要である．

睡眠障害の新分類──OSASはなくなった！

- 2014年3月1日に発刊された睡眠障害国際分類第3版（International Classification of Sleep Disorders, 3rd edition：ICSD-3）[1]では，いびき，睡眠時無呼吸症候群は睡眠関連呼吸障害群（sleep related breathing disorders：SRBDs）というカテゴリーに

❶ 睡眠関連呼吸障害群 (sleep related breathing disordes) (ICSD-3)

閉塞性睡眠時無呼吸障害群 (obstructive sleep apnea disorders)
1. 閉塞性睡眠時無呼吸障害：成人
2. 閉塞性睡眠時無呼吸障害：小児
中枢性睡眠時無呼吸症候群 (central sleep apnea syndromes)
1. Cheyne-Stokes型呼吸を伴う中枢性睡眠時無呼吸
2. Cheyne-Stokes型呼吸を伴わない身体障害による中枢性睡眠時無呼吸
3. 高地周期性呼吸による中枢性睡眠時無呼吸
4. 薬物あるいは物質使用による中枢性睡眠時無呼吸
5. 原発性中枢性睡眠時無呼吸
6. 乳児の原発性中枢性睡眠時無呼吸
7. 未熟児の原発性中枢性睡眠時無呼吸
8. 治療起因性中枢性睡眠時無呼吸
睡眠関連低換気障害群 (sleep related hypoventilation disorders)
1. 肥満低換気症候群
2. 先天性中枢性肺胞低換気症候群
3. 視床下部機能障害による遅発性中枢性低換気
4. 特発性中枢性肺胞低換気
5. 薬剤あるいは物質使用による睡眠関連低換気
6. 身体障害による睡眠関連低換気
睡眠関連低酸素血障害 (sleep related hypoxemia disorder)
1. 睡眠関連低酸素血症
孤発性症状と正常亜型 (isolated symptoms/normal variants)
1. いびき
2. カタスレニア

（和訳：筆者）

含まれ，SRBDsの疾病名が整理された（❶）．
- SRBDsは5群に大別されるが，耳鼻咽喉科医が外来で診察する頻度の高い閉塞性睡眠時無呼吸障害群（obstructive sleep apnea disorders：OSA）も，"syndrome"から"disorders"へと名称が変更になった．これは，閉塞性睡眠時無呼吸の病態が明らかになってきたことを受けてのことと思われる．ICSD-3によるOSAの診断基準を❷に示した．

成人OSA
- 外来で必ず確認しなくてはならないポイントを❸に示す．
- 無呼吸低呼吸指数（AHI）が15以上，もしくはAHIが5以上で睡眠障害の自覚症状，循環器疾患や糖尿病の罹患または第三者による睡眠障害の指摘があれば，OSAと診断される．
- この診断基準で留意する点は2つある．
  ① AHIが5以上で眠気の自覚症状を有する過眠症患者は相当数にのぼると思われ，ナルコレプシー，特発性過眠症，睡眠不足など眠気を有する他の疾患と鑑別することが重要である．

❷ 閉塞性睡眠時無呼吸障害群診断基準（ICSD-3）

1. 閉塞性睡眠時無呼吸障害：成人

（AとB）またはCで基準を満たす
A. 以下の最低1つ
  1. 患者が眠気，休めない睡眠，疲労感，あるいは不眠の症状を訴える
  2. 患者が呼吸停止，あえぎ，窒息感で目覚める
  3. ベッドパートナーや他の観察者が患者の睡眠中に習慣性いびき，呼吸の中断，あるいは両方を認める
  4. 患者が高血圧，気分障害，認知機能障害，冠動脈疾患，うっ血性心不全，心房細動，あるいは2型糖尿病と診断されている
B. ポリソムノグラフィ（PSG）あるいは out of center sleep testing（OCST）で以下を認める
  1. 優位な5以上の閉塞性呼吸イベント（閉塞性あるいは混合性無呼吸，低呼吸，あるいは呼吸努力関連覚醒反応）がPSGでは睡眠1時間あたり，OCSTでは記録時間中に認められる
C. PSGあるいはOCSTで以下を認める
  1. 優位な15以上の閉塞性呼吸イベント（無呼吸，低呼吸，あるいは呼吸努力関連覚醒反応）がPSGでは睡眠1時間あたり，OCSTでは記録時間中に認められる

2. 閉塞性睡眠時無呼吸障害：小児

基準AとBをどちらも満たす
A. 以下の最低1つ
  1. いびき
  2. 努力性，奇異あるいは閉塞性呼吸が小児の睡眠中に認められる
  3. 眠気，多動，行動の問題，あるいは学習の問題がある
B. PSGで以下のうち最低1つ
  1. 睡眠1時間あたり，1つ以上の閉塞性あるいは混合性無呼吸，あるいは低呼吸
  2. 総睡眠時間の最低25％以上が，高炭酸ガス血症（$PaCO_2 > 50$ mmHg）で定義される閉塞性低換気パターンで，以下のうち1つ以上を伴う
    a. いびき
    b. 吸気鼻圧波形の平坦化
    c. 胸腹部の奇異性運動

（和訳：筆者）

❸ 外来で必ず確認しなくてはいけないポイント

- 日中傾眠の程度（とくに運転中の眠気）
- 第三者による睡眠障害の指摘の有無
- 職業（プロドライバーは要注意）
- 鼻閉の有無と程度
- 糖尿病など成人病の既往
- 循環器疾患の既往
- 脳血管疾患の既往
- 呼吸器疾患の既往（とくに気胸や囊胞性疾患）

② 他の原因による夜間呼吸困難を訴える疾患，たとえばうっ血性心不全による夜間呼吸困難発作，夜間狭心症，夜間胃食道逆流症，夜間パニック発作などとの鑑別が必要である．

小児OSA

- AHIが1以上あり，いびきや眠気などの症状があれば，OSAと診断される．
- ここで注意が必要なのは，小児において呼吸イベント（無呼吸・低呼吸）の長さは，成人の10秒以上とは異なり，2呼吸以上を無呼吸と定義する点である．

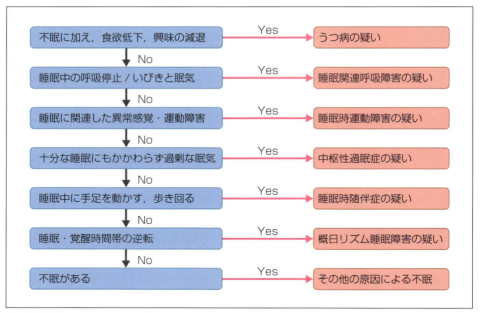

❹ 睡眠障害スクリーニングフローチャート
(日本睡眠学会認定委員会 睡眠障害診療ガイド・ワーキンググループ監修. 睡眠障害診療ガイド. 文光堂；2011. p.10-21[2]）をもとに作成）

場面による注意点

- いびきは上気道狭窄による雑音として発生するが，閉塞性睡眠時無呼吸を伴ういびきか否かの鑑別が重要である．いびきをかく人の全員がOSA患者ではないが，OSA患者は全員いびきの常習者である．
- OSAは呼吸障害と睡眠障害を併せもつ疾患であるため，いびき，睡眠時無呼吸を診察する医師は，睡眠障害を呈する疾患を知っておかなければならない．睡眠障害スクリーニングのフローチャートを❹に示す[2]．
- OSAは健康管理，安全管理の両面を考慮に入れ診療にあたる必要がある．中等度以上のOSAでは致命的心血管イベントの発症率が高くなる．また日中傾眠により事故を起こす確率が高くなり，患者自身のみならず他者を巻き込んでの惨事を引き起こす可能性があり，この点を患者に理解させることが重要である．
- 急性発症したいびきや無呼吸は，急激な上気道狭窄をきたしている可能性が高く，急性炎症や腫瘍性疾患も念頭に診療にあたる．また心不全や腎不全で浮腫をきたしている場合もいびきがみられることがある．

患者の年齢・性別・気質による対応

- 小顎，アデノイド顔貌（long face）などの顔面骨格，肥満，短頸の患者はOSAに罹患している可能性が高い．またDown症候群やTreacher Collins症候群など顎顔面

奇形がみられる患者は，OSAが重症である場合が多い．
- 開口時の口腔所見で，口蓋垂基部が確認できない患者はOSAに注意する．
- 成人女性のOSAは閉経後に急増する．女性ホルモンの分泌低下が上気道開大筋の緊張を和らげるためと考えられており，体重増加などの変化がないにもかかわらず眠気などの症状が急にみられることがある．
- OSA治療の第一選択である経鼻持続陽圧送気（nasal continuous positive airway pressure：nCPAP）は，継続性を必要とする対症療法であり，長期の治療アドヒアランスを高める必要がある．短気な患者やヒステリー気質の患者は継続が難しく，精神医学的側面を考慮して導入を検討する．
- OSAでは中途覚醒などの不眠を訴えることが少なくないが，多くの睡眠導入剤は睡眠時無呼吸を悪化させるため投与には注意を要する．
- 乳幼児の重症OSAでは，酸素不足が強まり高血圧，心不全ひいては突然死を起こすという報告もあり，胸部X線，心電図にて不整脈や肺性心などの有無を調べる．
- 小児OSAでは睡眠時無呼吸による持続的な胸腔内圧亢進による胸郭変形や夜尿が継続する場合がある．問診，視診でこれらの状況を確認し，睡眠時の呼吸に伴う胸郭運動をビデオ撮影し外来に持参してもらう（**動画1**）．
- 小児OSAではいびき，睡眠時無呼吸以外に注意欠如・多動性障害（AD/HD）様の行動異常，学業成績不振など精神発達への影響や顎顔面形態の発育不全といった小児特有の病態を示し，治療が遅れた場合には不可逆的な成長発達障害を起こす可能性がある．

検査・診断の注意点

- SRBDsの診断アルゴリズムを❺に示す．
- ICSD-3ではコスト削減を目的に，睡眠専門医による脳波検査が不要な簡易検査out of center sleep testing（OCST）での診断が加えられるようになった．しかし，覚醒反応に基づいた低呼吸や呼吸努力関連覚醒反応（respiratory effort related arousal：RERA）はOCSTでは特定できないため，中等度以上の睡眠時無呼吸や強い過眠症状を訴える患者では，ポリソムノグラフィ（終夜睡眠ポリグラフ検査：PSG）を行うことが勧められる．
- OSAの重症度評価としてAHIが用いられるが，小児ではその基準がまだ確立されていない．複数の論文から，AHIが10以上で重症と判断されることが一般的である（❻）．
- 6歳未満の小児OSAでは，AHIの季節変動が大きいことが報告されており[3]，とく

動画掲載ページ

https://nakayamashoten.jp/ent_diagnosis/

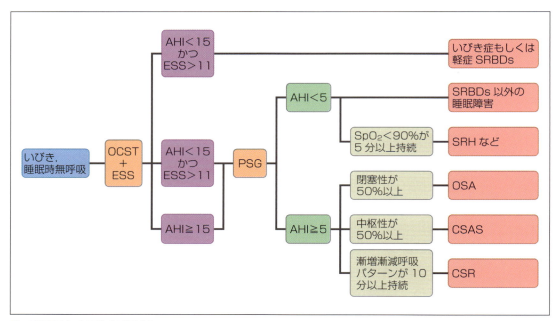

❺ 睡眠関連呼吸障害群診断フローチャート
OCST：out of center sleep testing，ESS：Epworth眠気尺度，AHI：無呼吸低呼吸指数，PSG：ポリソムノグラフィ，SRBDs：睡眠関連呼吸障害群，SRH：睡眠関連低換気障害群，OSA：閉塞性睡眠時無呼吸障害群，CSAS：中枢性睡眠時無呼吸症候群，CSR：Cheyne-Stokes呼吸．

❻ OSA重症度

	正常	軽症	中等症	重症
成人OSA	AHI<5	5≦AHI<15	15≦AHI<30	30≦AHI
小児OSA	AHI<1	1≦AHI<10		10≦AHI

に軽〜中等症例では1回の検査結果のみで手術適応を決める際に注意を要する．
- PSGでAHIを評価する際は，仰臥位の時間と体位によるAHIの変化に注意する．仰臥位のみでAHIが高くなる患者は体位依存型OSAの可能性がある．
- 鼻閉はそれ自体が睡眠障害を誘発する病態であり，nCPAP治療のアドヒアランスにも影響することから，鼻咽腔ファイバースコープや鼻腔通気度検査で鼻閉の程度を評価することは重要である．
- 甲状腺機能低下症や先端肥大症ではOSAの合併率が高く，内分泌疾患の合併を念頭におく．
- multiple system atrophy（MSA）では高調音のいびきが特徴であり，高音のいびきを訴える患者には，いびき音を録音して外来に持参してもらう．喉頭ファイバースコープ所見では，覚醒時に喉頭披裂部の不随意運動がみられる場合がある．

❼ Epworth眠気尺度 (Epworth Sleepiness Scale : ESS)

あなたの最近の生活のなかで，次のような状況になると，眠ってしまうかどうかを下の数字でお答えください．質問のような状況になったことがなくても，その状況になればどうなるかを想像してお答え下さい．

　　0＝眠ってしまうことはない
　　1＝時に眠ってしまう（軽度）
　　2＝しばしば眠ってしまう（中等度）
　　3＝ほとんど眠ってしまう（高度）

1. すわって読書中	0. 1. 2. 3.
2. テレビを見ているとき	0. 1. 2. 3.
3. 会議，劇場などで積極的に発言などをせずにすわっているとき	0. 1. 2. 3.
4. 乗客として1時間続けて自動車に乗っているとき	0. 1. 2. 3.
5. 午後に横になったとすれば，そのとき	0. 1. 2. 3.
6. すわって人と話をしているとき	0. 1. 2. 3.
7. アルコールを飲まずに昼食をとった後静かにすわっているとき	0. 1. 2. 3.
8. 自動車を運転中に信号や交通渋滞などにより数分間止まったとき	0. 1. 2. 3.

正常値は10点以下．

症　例

患者：27歳，男性．

現病歴：2014年2月，いびき，日中傾眠にて近医内科を受診．PSGを受け，中等度のOSAと診断された．nCPAPを導入されたが鼻閉感があり，6か月ほどでnCPAPを継続できなくなり治療を終了した．その後，無治療で経過をみていたが傾眠症状が悪化し，2015年7月に居眠り運転により交通事故を起こしかけたため，再度の治療を希望して当院を受診した．

初診：局所所見では鼻中隔弯曲があり，口蓋扁桃肥大はみられなかったが舌根部の咽頭腔狭小化が顕著であった．Epworth眠気尺度（ESS，❼）は11点で，PSGではAHI 32.4（閉塞型），覚醒指数36.8と重度のOSAであった．

治療・経過：加温・加湿機能を付加したnCPAPを，設定圧4〜8 cmH$_2$Oで開始したところ，鼻閉を感じず快適に使用可能となり，アドヒアランスは良好で日中の傾眠症状もなくなった．

ここがポイント　前医でのnCPAPに対する説明が十分ではなかったようで，nCPAPを継続する意義を理解していなかった．また道路交通法が改正されていることも知らなかった．前医でのnCPAP設定圧は4〜15 cmH$_2$Oで，加温・加湿機能は付加されておらず，鼻閉を訴えてもとくに対応はなされていなかった．

　成人のOSAに対しては，多くの医師がnCPAPを第一選択として治療を行っている．しかし，医師が睡眠医療に関する正確な知識，法律の解釈，機器の適正な使用方法を理解せずに治療を開始すると，良好なアドヒアランスが得られず治療から

> 脱落する患者が増えてしまう．その結果，重症のOSAでありながら無治療で自動車を運転することになり，この症例でも大惨事となるところであった．

（篠田秀夫）

文献

1) American Academy of Sleep Medicine. International Classification of Sleep Disorders, 3rd ed. American Academy of Sleep Medicine；2014. p.49-141.
2) 日本睡眠学会認定委員会 睡眠障害診療ガイド・ワーキンググループ監修．睡眠障害診療ガイド．文光堂；2011. p.10-21.
3) Nakayama M, et al. Seasonal variation in a clinical referral pediatric cohort at risk for obstructive sleep apnea. Int J Pediatr Otorhinolaryngol 2013；77：266-9.

OSA治療の注意点

nCPAP

　経鼻持続陽圧送気（nCPAP）は現在の閉塞性睡眠時無呼吸障害群（OSA）治療における第一選択であるが，鼻閉，口蓋扁桃肥大が認められる場合は，治療の優先順位に気をつける．

　nCPAPは補装具による対症療法のため，使用の長期継続が必要である．またアドヒアランスも重要で，1日4時間以上，週に5日以上使用することが望ましい．

　nCPAP導入時は圧設定が重要であり，可能であれば，ポリソムノグラフィ（PSG）下のマニュアル設定が望ましい．auto CPAPにより設定圧を決定する場合，出荷時の設定圧では鼻閉感を感じる患者があり脱落例が多い．

　nCPAPは鼻閉のある患者のアドヒアランスが悪いため，鼻閉対策が重要である．血管収縮薬やステロイドの点鼻薬以外にnCPAP機器の加温・加湿機能は有効で，積極的に利用する．

　nCPAPの圧により起こりうる疾患に留意する．とくに気胸や嚢胞性肺疾患の有無は導入時に問診する．また耳管開放症様症状がみられることがあり，設定圧を下げる．

　nCPAP導入直後は腹部膨満や呑気を訴えることがある．睡眠中の口呼吸による空気嚥下が原因と考えられ，開口予防のテープやチンストラップなどで閉口処置をすることにより症状が軽減する場合がある．

手術療法

　手術療法は短期治療成績に基づいて評価してはいけない．長期成績では無呼吸低呼吸指数（AHI）が悪化する症例がみられる（❶）[*1]．

　手術治療では術後の状態も十分に観察し，上気道狭窄の改善が不十分な場合は複数の部位を治療することにより治療効果の向上が期待できる（multilevel step surgery）．

　小児OSAでは，5歳前後に生理的肥大をきたすアデノイドや口蓋扁桃が気道狭窄の責任部位となっていることが多く，治療の原則はこれらの除去による気道開存である．アメリカ小児科学会のOSAガイドラインでは[1]，治療の第一選択を口蓋扁桃摘

[*1]：術前に薬物睡眠下内視鏡検査（DISE）を実施し口蓋扁桃部が狭窄部位と判断したうえで手術治療を行い，術後AHIが悪化した患者に再度DISEを実施したところ，全例で舌根が沈下しており狭窄部位が口蓋扁桃から舌根部に代わっていた．口蓋扁桃が舌の沈下を防ぐストッパーのような役割を果たしていた可能性がある．手術直後は創部の瘢痕拘縮で軟部組織が固くなり咽頭腔が虚脱しにくくなるが，時間の経過に伴い咽頭腔の軟性が回復し，ストッパーがなくなった舌根が沈下したものと考えている．

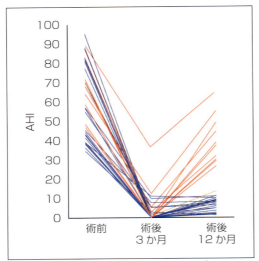

❶ UPPP治療成績
新潟大学で手術治療を行った，palatine tonsil gradingサイズ3および4の口蓋扁桃肥大を有する成人OSA患者33例のUPPP（口蓋垂・軟口蓋・咽頭形成術）治療成績である．術後3か月の治療成績はおおむね良好だが，長期成績ではAHIが悪化する症例がみられる．

出術やアデノイド切除術としている．しかし，アデノイド肥大はステロイド点鼻薬や抗ロイコトリエン薬が有効な場合があり，侵襲の少ない治療として最初に検討すべきである．

歯科装具

軽～中等度のOSAや体位依存型OSAに効果が期待できる．内視鏡下に下顎を前方移動させ気道の拡大がみられる患者にも有効な場合がある．

体位療法

軽度のOSAや体位依存型OSAの場合，側臥位での睡眠体位指導が有効な場合がある．

減量

軽症例を除き第一選択の治療ではないが，肥満がみられる患者では補足的治療として常に指導を行う必要がある．

（篠田秀夫）

文献

1) American Academy of Pediatrics. Clinical practice guideline：Diagnosis and management of childhood OSAS. Pediatrics 2002；109：704-12.

新しい交通法規とOSA患者への対応

新しい交通法規

　2014年5月と6月に，新しい交通法規が施行された．

　自動車運転死傷行為処罰法（2014年5月）：病気や薬物の影響で「正常な運転ができなくなるおそれ」を認識していながら運転し，人を死傷させた場合，最高15年の懲役となる．

　改正道路交通法（2014年6月）：一定の病気のある人に対して，免許申請や更新の際の病状報告をこれまでの自己申告から報告義務とし，質問票への虚偽記載に対して1年以下の懲役または30万円以下の罰金が科せられるようになった．また，運転適性がないまま免許を保持し危険な運転をしている患者を診察した医師は，任意であるが公安委員会に診断結果を届け出ることができる制度が新設された．

OSA患者への対応

　閉塞性睡眠時無呼吸障害群（OSA）はこれらの法律に該当する疾患となり，OSAを診察する医師はこの法律をふまえたうえで，患者に対応しなければならない．ここで問題となる点は，患者の日中の眠気の有無や程度をどのように判断するかである．OSA患者すべてで居眠り運転事故のリスクが高いわけではないが，OSAを代表とした過眠症患者の運転適性を正確に評価することは難しく，選別が困難である．

　自覚的な眠気水準を示すEpworth眠気尺度（ESS）では11点以上が過眠傾向と判断される（「20．いびき・睡眠時無呼吸」の❼〈p.117〉参照）．このESSの程度と無呼吸低呼吸指数（AHI）は必ずしも相関せず，患者の素因に負う部分も大きい．また経鼻持続陽圧送気（nCPAP）のアドヒアランスが良好な患者でも遺残眠気がある患者が10％程度みられることから，OSAの治療を適切に行っているので眠気のリスクがないとは言い切れない．さらに，自覚的眠気と他覚的眠気は一致しないことも多く，患者からの申告だけで眠気を評価することは危険である．

　居眠り運転事故リスクを有するほどの眠気か否か，治療後に運転が安全な水準まで眠気が軽減できているかを判断するには，他覚的な眠気水準評価法である覚醒維持検査（maintenance of wakefulness test：MWT）が現時点では最も望ましい検査と思われる．しかし，過眠性疾患の運転適性判断は患者の生活習慣や運転距離，長時間運転中の休息の有無などの影響を強く受けるため，1回の検査結果で眠気がないと判断することは危険である．また全国にMWTを施行できる施設が少ないこと，1回の検査に時間がかかることを考え併せると，OSA患者全員にこの検査を施行することは現実的ではない．

　運転免許を保持するOSA患者の対応については，日中傾眠が疑われる患者に対し，

公安委員会で適性検査を受けることを勧める．悪質な患者や危険度の高い患者については公安委員会に相談する．

　そして最も重要な点は，それらの内容をきちんとカルテに記載することである．とくに自動者の運転を生業とする患者は，不規則かつ過重な運転業務を課され，時間的制約のため長時間運転中に休息をとらないことが多い．OSA診療においてプロドライバーへの対応には十分な配慮が必要である．

（篠田秀夫）

4章 のど

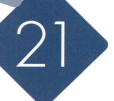

21 音声障害
（声がかれた，声が変わった）

外来で想定，説明すべき6大疾患！
① 声帯炎（急性，慢性）
② 声帯の良性腫瘤性病変（ポリープ，結節，嚢胞，ポリープ様変性）
③ 声帯の腫瘍性病変（良性，悪性）
④ 声帯の萎縮性病変（萎縮，溝症）
⑤ 機能的異常（喉頭閉鎖の程度の異常，ピッチの異常）
⑥ 神経学的異常（喉頭麻痺，痙攣性発声障害，音声振戦症）

診断のポイント（❶，❷）
① 嗄声の性状から，ある程度原因疾患を絞り込める
② 喉頭内視鏡検査による喉頭の観察が診断の決め手

重大疾患の徴候
① 喉頭麻痺の原因疾患（甲状腺癌，肺癌，食道癌など）を見逃さないために複数回の精査を行う．
② 表面不整の腫瘤は声門癌の可能性がある．
③ 重度のポリープ様声帯においては呼吸困難を生じることがある．

場面による注意点

- 嗄声の2大要素として，粗糙性（ガラガラ）と気息声（息抜け）がある．主として前者は声帯振動の不規則性，後者は声門間隙の過大により生じるので，これらの嗄声の声質に注目することにより原因疾患をある程度推定することができる．
- 音声障害の確定診断においては，喉頭所見の観察が最も重要である．
- 声帯の器質的異常，機能的異常，神経学的異常の有無を順に確認していくとよい．
- とくに痙攣性発声障害の診断においては，吸気時・持続母音発声時のみでなく，会話時・音読時の喉頭所見の観察を必要とする．

❶ "音声障害"診断のポイント

既往歴
音声酷使，喫煙，手術歴
声帯病変
発赤・腫脹，良性腫瘤性病変，腫瘍，萎縮，溝形成
声帯運動
麻痺，痙攣，振戦
発声時の声帯の位置
内転の過剰・不足

患者の年齢・性別・気質・職業による対応

- 音声酷使の内容は，患者の性別・年

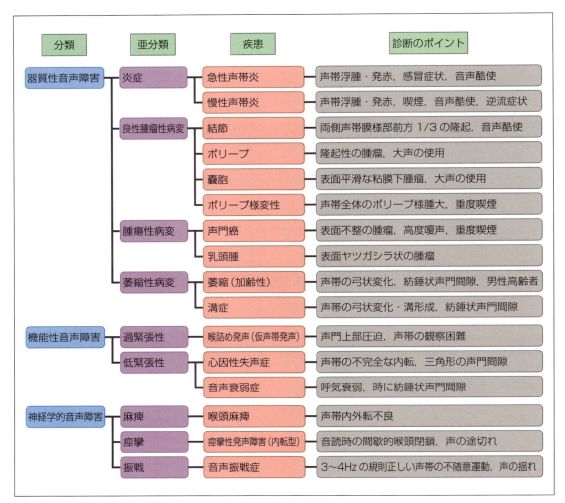

❷ "音声障害"診断フローチャート

齢・職業と関連が深い．
- 喫煙患者では，喉頭癌に注意する．

検査・診断の注意点

- 喉頭内視鏡検査においては，最初に吸気時の声帯所見を観察し，声帯の器質的異常の有無を確認する．
- 次に持続母音（「イー」あるいは「エー」）発声時の声帯振動の状態を観察し，声帯の器質的異常と声帯振動との関連性を確認する（あればストロボスコピーを用いて）．
- 音声に異常を呈しているにもかかわらず，器質的異常に乏しい場合には，機能性音声障害の診断のために，経鼻の喉頭ファイバースコープを用いて発声時の喉頭全体を観察し，持続母音発声時および会話時における声帯内転運動の過剰・不足に注目する．

- 最後に神経学的異常の有無について確認する．痙攣性発声障害の診断については，持続母音発声時のみでなく，例文（「北風と太陽」など）の音読を行い，声の途切れ，および断続的な喉頭閉鎖に注目する．
- 重症度評価・治療結果の評価のために，GRBAS法を用いた聴覚心理学的評価，音響分析，音声機能検査を行う．

嗄声を生じる疾患とその対応

- 声帯炎では，ウイルス感染，音声酷使，咳嗽，喫煙，胃食道逆流症（GERD）などの原因を同定し，原因の除去についてアドバイスを行う．
- 良性腫瘤性声帯病変の原因はほぼすべて音声酷使にある．したがってこれを有する患者においては，実際の声の使用状況，音声酷使の内容について注意深く問診しなければならない．
- 声帯麻痺の患者では反回・迷走神経麻痺の原因の精査が重要である．
- 音声障害の治療には手術・薬物療法のほかに音声治療がある．特に機能性音声障害はすべて音声治療の適応となる．

音声障害の病態

- 音声障害は，病態により器質性音声障害，機能性音声障害，神経学的音声障害に大別できる．
- 器質性音声障害においては，声帯の器質性病変が機械的に声帯振動の規則性を乱し，また病変による声門閉鎖不全のためにジェット雑音が生じる．さらに，付随する過緊張性発声の影響も大きい．
- 機能性音声障害による嗄声もまた，発声時の不適切な喉頭調節により，声帯間の過剰接触，仮声帯の過内転と不規則な振動，声帯内転不足による声門閉鎖不全のためにジェット雑音が生じる．
- 神経学的音声障害においては，発声時に喉頭の筋肉が不随意的に収縮し，声がつまる・抜ける，あるいは声がふるえるなどの症状が生じる．

症　例

患者：55歳，女性，主婦．
現病歴：2か月前から声が出にくくなり，次第に嗄声が増強している．
初診：音声所見はGRBAS法でG2R1B2A2S1．喉頭ファイバースコープ下に左声帯の傍正中位固定が認められた．頸部超音波検査および胸部造影CT検査を行ったが，ともに異常は認められなかった．
経過：嗄声発症6か月の時点で左甲状軟骨形成術Ⅰ型を施行して音声所見はG0に改善し，その後1年間の経過観察を行った．手術の3年後に頸部下方に腫瘤を触知するようになったため

再受診．頸部超音波検査を施行したところ，甲状腺左葉に腫瘤が認められ，穿刺吸引細胞診の結果ClassⅤであった．腫瘍外来紹介となり，甲状腺悪性腫瘍摘出術および左頸部郭清術が施行され，乳頭癌と判明した．

> **ここがポイント** 甲状腺後面から発生した微小な甲状腺癌によって反回神経の麻痺が生じている場合，初回に頸部超音波検査および胸部造影CT検査を行っても何も異常が認められないことがある．1回の検査で特発性反回神経麻痺と決めつけず，半年後あるいは1年後に再度検査を行うべきである．

（小川　真）

4章 のど

22 失声（声が出ない）

外来で想定，説明すべき3大疾患！
① 急性声帯炎
② 心因性失声症
③ 声門癌

診断のポイント（①～③）
① 声帯の器質的異常（浮腫，発赤）の有無
② 発声時に声帯が完全に内転するか？ 咳払いが可能か？

重大疾患の徴候
① 心因性失声症の原因が重大なものでないか，注意が必要である．
② 腫瘤を形成せず，両側声帯の粘膜可動性の低下は声門癌を疑う．

場面による注意点

- 多くは急性声帯炎か，心因性失声症である．
- 声帯の炎症所見の有無，発声・咳払い間での声帯内転運動の相違が診断の決め手となる．

患者の年齢・性別・職業による対応

- 急性声帯炎による失声は女性に多い．女性のほうが男性よりも声帯粘膜が薄く，炎症による浮腫のために粘膜が緊満し柔軟性（pliability）を消失しやすいためといわれている．
- 心因性失声症もまた女性に多い．日常のストレスフルな出来事あるいは人間関係が原因となる．初診時に，家族構成，仕事の内容・人間関係についてそれとなく尋ねると，有用な情報が得られる場合があるが，ストレスを受けていることを自覚していない場合もある．とくに男女関係の問題については情報が得られにくい．
- 男性重度喫煙者において両側声帯の粘膜可動性の低下が認められれば，声門癌を疑うべきである．

❶ "失声"診断のポイント

既往歴
上気道感染
ストレスフルな出来事
複雑な人間関係
喫煙

声帯病変
両側声帯の発赤・浮腫
両側声帯の粘膜可動性低下

声帯運動
発声時の不完全な声帯内転
咳払い時の喉頭運動は正常

発声時の声帯の位置
声帯の不完全な内転による三角形の声門間隙形成

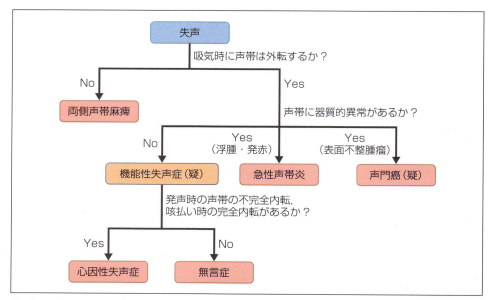

❷ "失声"の原因診断のフローチャート

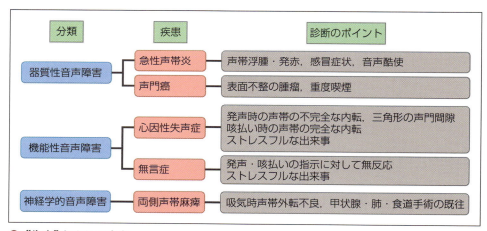

❸ "失声"をきたす疾患

検査・診断の注意点

- 声帯をよく観察し（可能であればストロボスコピーで），ウイルス感染による声帯炎，声門癌を除外する．次に声帯運動の障害（麻痺）がないことを確認する．
- 声帯の浮腫・発赤の有無に注意する．発症時期について問診を行う．1週間以上持続している場合には日常生活において音声酷使があるか，あるいは重度の咳嗽を伴っている可能性が高い．
- 心因性失声症の診断には，経口腔的な硬性喉頭内視鏡ではなく，経鼻の喉頭ファイバースコープを用いるほうがよい．鼻からファイバースコープを挿入した状態で患

心因性失声症の病態（転換性障害）

転換性障害 (conversion disorder) とは，心理的な葛藤や抑圧が身体の表現として知覚や運動の麻痺をもたらすものであり，心因性失声症はその一亜型に相当する．

者に発声を促すと，典型的な症例では，発声時に両側声帯が内転するが，正中まで完全に内転しきらず，三角形の声門間隙が認められる一方で，咳払いを指示したときには声帯が内転して声門および声門上部が完全に閉鎖した後に急速に開大し，正常な咳払い音が発せられる（**動画1**）．また嚥下時の喉頭閉鎖も正常に行われる．しかしながら，発声時に声門上部が閉鎖してしまい，息こらえの状態になってしまう症例もある（**動画2**）．

- 男性重度喫煙者において声帯の粘膜可動性の低下が認められれば，腫瘍性病変でなくとも躊躇せず生検を行うべきである．

失声を生じる疾患とその対応

- 急性声帯炎では，副腎皮質ステロイドを使用するが，声の安静および鎮咳が最も重要である．
- 心因性失声症では，音声訓練で有響音発声の誘導を行うが，原因となっている環境を解決することもまた重要である．

症例 1

患者：30歳，女性，主婦．1か月前から声が出ない．

現病歴・生活歴：夫と子ども3人，夫の両親・祖父母の9人家族．自営にてお店を経営している．義祖父は寝たきりで義祖母と義母が介護を行っている．患者は一日中店番をしており，その合間に家事なども一人でこなすという生活を10年間続けている．義母には家のことなどでしばしば叱られるが，家事を手伝ってはくれない．子どもが通う小学校のPTAの役員もこなしている．2か月前から知人の離婚問題の相談に頻回に乗っており，寝られない日が続いた．その同時期に友人が毎日のように家に来て宗教を勧めてきていた．このようななかで，ある朝起きたら声が出なくなっていた．

初診：この患者の失声の原因は家族および友人との人間関係にあると考えられたため，入院下で毎日音声治療を行った．

経過：咳払いを用いた音声訓練によって数日後に有響音発声が可能となり，1週間で退院となった．しかしながら，退院の1か月後に再び声が出なくなり，再受診となった．

動画掲載ページ

https://nakayamashoten.jp/ent_diagnosis/

> パワーハラスメントの概念の普及によって職場の人間関係を原因とする心因性失声症は減少しているように思われるが，家族内のハラスメントの問題は依然として存在する．患者が現在おかれている状況が過酷な場合は，音声治療を行うのみではなく環境を調整する必要がある．

症例 2

患者：14歳，男子．3日前から声が出なくなったため，外来受診．

現病歴・生活歴：昨年夏に，両親が認知症の祖母を介護するため，遠方の県から引っ越してきたため転校となったが，新しい学校に馴染めずにいる．以前の学校ではサッカー部に入っていて快活であったが，その後膝の手術を受けてサッカーができなくなった．また新しい学校では，他の生徒にいきなり後ろから蹴られるようなトラブルがあったという．新しい塾に通っているが，そこにもあまり慣れていないようである．その秋に祖母が脳出血を発症して寝たきりになり，両親が介護に時間を取られるようになり，母親がうつ傾向のためカウンセリングを受けるようになった．冬休みに入ったが，宿題が全然できていなかった．始業式の翌日の実力テストは体調が悪いと言って途中で帰ってきてしまった．次の日朝起きたら声が出なくなっていた．

初診：喉頭内視鏡検査では，発声時に両側声帯は内転するものの，不完全であり，正中位まで移動せず，三角形の声門間隙が認められた．咳払いは正常に施行可能であった．

経過：精神科に紹介を行い，臨床心理士，ソーシャルワーカーを含めて，カウンセリングおよび環境調整を開始した．

> 　複雑な背景をもつ思春期男子であり，とくに迅速な危機介入を必要とする症例であった．心理学において「危機」とは，「個人がもつ普段有効な問題解決能力が使えない，またはその機能が大きく低下している心理的な非常事態」をいう．心因性失声症の発症要因が深刻な場合には，音声治療よりも危機介入を優先する症例があることに留意すべきである．

（小川　真）

4章 のど

23 咽喉頭異常感
（のどがつまる）

外来で想定，説明すべき5大疾患！
① 慢性咽喉頭炎，慢性副鼻腔炎
② 胃食道逆流症（GERD）
③ 喉頭アレルギー
④ 腫瘍性疾患
⑤ 不安神経症，うつ

診断のポイント（①，②）
① 器質的疾患があるか，ないか
② 悪性腫瘍を見逃さないことが重要
③ 症状を見極めるため，問診票などを用い，疑う疾患を絞り込み，追加検査を実施

重大疾患の徴候
① 持続する痛みや症状が徐々に増悪する場合は，咽喉頭および周辺の悪性腫瘍を念頭において診察を行う．
② 口腔内アフタや潰瘍がある場合は，自己免疫疾患の可能性を考える．
③ 症状が続くあるいは増悪した場合には，再診の必要性を説明する．

場面による注意点

- 喉頭ファイバースコピーのみで診断を下すのではなく，所見がなかった場合に次に行う検査を常に意識することが重要である．
- 咽喉頭の反射が強い患者では十分に麻酔し，見逃しがないようていねいに診察することが必要である．
- 下咽頭など見えにくい部位の診察はKillian変法で行い，NBI（narrow band imaging）を施行するなど詳細な観察が必要である．
- 咽喉頭だけではなく，食道疾患，胸部疾患，頸椎疾患などの可能性を十分考慮に入れ，他科紹介，上部消化管内視鏡検査などを検討する．
- 咽喉頭異常感は原因がわからない場合も多く，治りにくい病態であり，患者にその旨を十分に説明しておくことも必要である．

患者の年齢・性別・気質による対応

- 診察時の様子を観察し，心因性の可能性が高いと考えられる患者には積極的にHAD

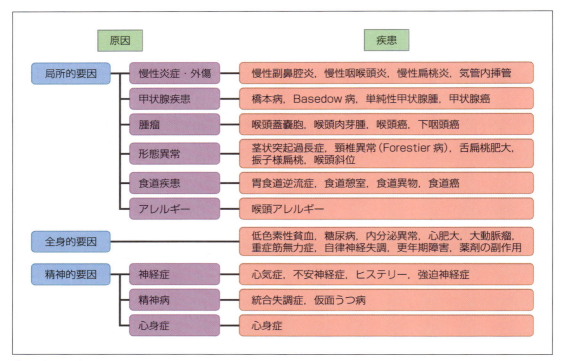

❶ 咽喉頭異常感の原因

（内藤健晴．日気食会報 2013[1] より）

尺度（HADS）[3]などを用いてうつや不安を評価し，必要に応じて精神科受診を勧める．
- 若い男性で肥満がある患者では，胃食道逆流症（GERD）の可能性を念頭におく必要がある．
- 中年の女性，とくに閉経後の女性では，骨粗鬆症を背景とした食道裂孔ヘルニアによる胃食道逆流症の可能性を考える．
- アトピー素因や花粉症を有する患者では，喉頭アレルギーを念頭におく必要がある．
- 片側のみであれば茎状突起過長症の可能性があり，触診を行う．骨隆起を触知すればCTにて確認する．

検査・診断の注意点（❷）

- 喉頭・下咽頭内視鏡検査により中咽頭癌，下咽頭癌の器質的疾患の除外を行う．その際Killian変法やNBIを用いることにより注意深く診察し，喫煙歴，飲酒歴などの確認を行う．
- 副鼻腔疾患が考えられるときは，CTや必要に応じてMRIを行う．
- 胃食道逆流症が考えられるときは，食習慣，日常生活におけるストレス，喫煙などの生活習慣を含めた問診や，胃食道逆流症スコア（Frequency Scale for the Symptoms of GERD：FSSG）（「25. 咳嗽」の❸〈p.144〉参照），上部消化管内視鏡検査やX

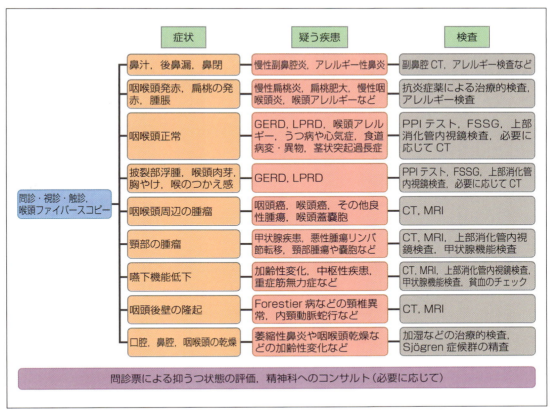

❷ 咽喉頭異常感の診察の進めかた
GERD：胃食道逆流症，LPRD：咽喉頭酸逆流症，PPI：プロトンポンプ阻害薬，FSSG：Frequency Scale for the Symptoms of GERD.

（赤木祐介ほか．JOHNS 2015[2]）を参考に作成）

線造影検査，PPIテスト，必要に応じて24時間pHモニターを行う．
- 精神的要因に関しては，HADSやCMI（Cornell Medical Index）などの質問紙を用いて傾向をつかむ．

症　例

患者：58歳，男性．
現病歴：10か月前から咽喉頭異常感，軟口蓋が咽頭後壁にくっつくような感じを自覚し，外来受診．
初診：咽喉頭の腫瘍性病変はなく，披裂部に浮腫を認めたが発赤はなく（❸），NBIで血管の走行異常はなかった．CTにて明らかな器質的病変はなかった．採血上，鉄欠乏性貧血はなかった．既往歴に特記すべきことはない．家族歴に癌が多い．FSSGは8点，HADSは29点と高値であった．診察中，とても神経質な印象を受けた．
経過：当初プロトンポンプ阻害薬（PPI）を4週間投与したが，症状は改善せず，中止した．初

診時にHADSが高値であったことから，選択的セロトニン再取り込み阻害薬（SSRI）を4週間投与したところ症状改善を認めた．

確定診断：咽喉頭異常感症（抑うつ・不安が一つの原因と考えられる）．

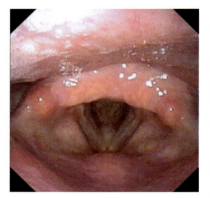

❸ 症例：披裂部の所見

> **ここがポイント！** 初診時の印象から心因性要素を考慮し，HADSを施行したところ高値であった．初診時にその可能性を説明し，PPIで改善がみられなかったところでSSRIを投与し，症状の改善を認めた．

（高橋奈央）

文献

1) 内藤健晴．用語解説 咽喉頭異常感症（解説）．日気食会報 2013；64：299-300．
2) 赤木祐介，渡邊雄介．咽喉頭異常感の疑問に答える どのような場合に確定診断が可能なのでしょうか．JOHNS 2015；31：53-6．
3) Zigmond AS, Snaith RP. 北村俊則訳．Hospital Anxiety and Depression Scale（HAD尺度）．精神科診断学 1993；4：371-2．

- 川内秀之．咽喉頭異常感症．診断と治療 2010；98：125-8．
- 井野千代徳．咽喉頭異常感の疑問に答える―咽喉頭異常感症はなぜ中年女性に多いのでしょうか．JOHNS 2015；31：17-20．
- 大越俊夫．咽喉頭異常感症の取り扱い―咽喉頭異常感症の臨床像．MB ENTONI 2008；95：1-4．
- 池田勝久ほか．EBM耳鼻咽喉科・頭頸部外科の治療．中外医学社；2015．
- 関 伸彦，氷見徹夫．咽喉頭異常感の疑問に答える―心身症やうつ病との関連はいかがでしょうか．JOHNS 2015；31：45-8．

4章 のど

24 呼吸困難
（息が苦しい，息ができない）

外来で想定，説明すべき5大疾患！

1. 小児
   ① 仮性クループ
   ② 喉頭軟弱症
   ③ 声門下浮腫
   ④ 異物
   ⑤ 咽後膿瘍

2. 成人
   ① 喉頭浮腫，喉頭蓋炎
   ② 腫瘍性病変
   ③ アナフィラキシー，アレルギー疾患
   ④ 下気道疾患，循環器疾患
   ⑤ 心因性（過換気症候群，パニック障害）

診断のポイント（①）

① 呼吸状態，血中酸素飽和度の確認
② 咳嗽や喘鳴の有無とその性状
③ 呼吸困難は上気道が原因か確認
④ 成人の呼吸困難は呼吸器疾患・循環器疾患・精神疾患が3大原因

重大疾患の徴候

① 不安定な呼吸（浅く速い呼吸，下顎呼吸）や発声困難があれば，緊急疾患の可能性が高い．
② 嚥下困難の合併があれば肺炎を疑う．

場面による注意点

- 一般外来を受診する症例では急性症例と慢性症例に分けて考える必要がある．
- 急性症例では咽頭痛や咳嗽などの上気道炎症状を合併して耳鼻咽喉科外来を受診することが多い．逆に言うと，咽頭痛などの症状がなく呼吸困難感のみで受診する症例では注意を要する．
- 慢性症例では他の診療科や医療機関を受診している症例が多い．問診にて発症時期やこれまでの受診歴を確認すべきである．
- 強い呼吸困難を訴える症例で呼吸状態が安定しているのであれば，心因性の可能性を考慮する．強い呼吸困難感から過換気症候群を生じることが多く，テタニーなどの随伴症状について確認する．

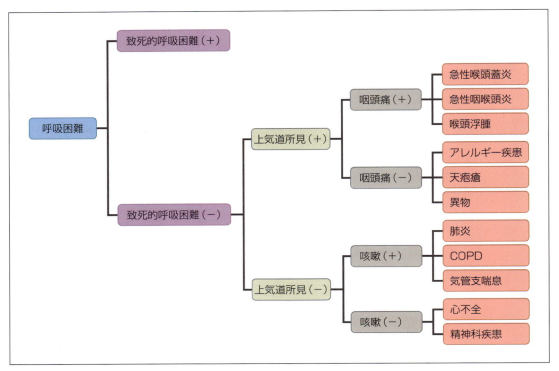

❶ "呼吸困難" の診断フローチャート

- 診察時に呼吸が安定していれば，上気道から下気道まで考えて診察する．

患者の年齢・性別・気質による対応

小児

- 新生児期や乳児期で呼吸困難を訴えて最初に耳鼻咽喉科外来を受診する症例は多くない．ほとんどが小児科からの診察依頼である．小児科医に肺疾患や心疾患の有無を確認したうえで上気道を観察する．
- 幼児期では仮性クループや咽後膿瘍による呼吸困難を生じることがある．いずれも感冒症状のほか，仮性クループでは特徴的な咳（犬吠様），咽後膿瘍では頸部痛・腫脹，開口障害などを合併する．
- 咽後膿瘍で注意しなければいけないのは川崎病（急性皮膚粘膜症候群）である．川崎病でも頸部痛・腫脹，咽頭後壁腫脹をきたし，画像所見でも咽頭後リンパ節腫脹が咽後膿瘍と似た所見を呈するため，しばしば診断に苦慮することがある．小児科医と協議し対応する必要がある．
- 小児で念頭におかなければいけないのは気道異物である．とくに乳児期では手に取ったものを口に入れ，保護者が気づかないうちに誤嚥していることもある．それまで感冒症状はなかったのに咳嗽や流涎，呼吸困難などが出現した場合はとくに異物を疑って診療を進める．

- 異物誤嚥を疑った場合，保護者にその可能性がないか確認すると，患児周囲にあった玩具がなくなっていることなどに気づくケースもある．もしも保護者が異物誤飲に気づいて受診するようなら，異物と同じものを持参してもらうと材質や形状などを確認でき，その後の診療に役立つ．

成人

- 成人の上気道疾患による呼吸困難として，感染やアレルギーによる喉頭浮腫や喉頭蓋炎が最も多い．咽頭症状が出現してから呼吸困難感が急速に出現している場合は，喉頭病変が急激に増悪することがある．このような場合は入院加療が望ましく，本人や家人に危険性を十分に説明し理解を求める必要がある．
- アレルギーは，原因曝露後（食事の後やハチに刺された後など）数十分で発症し，他のアレルギー症状を伴いながら徐々に呼吸困難が増悪する．また，天疱瘡では，固い食品を摂取した際に咽喉頭に浮腫を形成し呼吸困難を生じることがある．いずれの場合も患者はこれまでにも同様の症状を経験していることが多く，食事の後に呼吸困難が出現した場合は既往歴の聴取が重要である．
- 慢性的な呼吸困難を訴える症例で，上気道狭窄を生じる疾患が否定的であれば，下気道疾患や循環器疾患を鑑別する必要がある．咳嗽や喀痰，日常生活での呼吸困難の有無について問診する．咳嗽などの気道症状に乏しいにもかかわらず息切れや動悸などを合併する症例では，循環不全の可能性を考慮し画像検査などを検討すべきである．
- 高齢者で反回神経麻痺を認める症例では，胸部X線撮影が可能であれば同日に撮影し確認したほうがよい．大動脈弓部動脈瘤や肺尖部腫瘍を認めた場合は胸部外科に診察を依頼する．胸部疾患が否定的であれば頸部や頭部の画像検査を検討すべきである．また，頭蓋底腫瘍が見過ごされることが多く，下位脳神経症状を合併していれば頭蓋内疾患を疑って診察していく必要がある．

検査・診断の注意点

- 内視鏡による咽喉頭所見は必須である．上気道に主因がある場合は緊急気道確保，とくに外科的気道確保が必要か直ちに判断する．
- 経皮的血液酸素飽和度モニターを装着し，診察中に酸素飽和度の低下がないか監視する．
- 上気道に主因を認めない症例では呼吸器疾患や循環器疾患を疑い，内科への紹介を検討する．

治療

- 感染症による喉頭病変では抗生物質やステロイドの投与のみならず，食物嚥下の際の物理的刺激による病変の増悪の可能性を考慮し軟菜食など食事にも配慮する必要

❷ 外科的気道確保の適応

- 顔面外傷，口腔内出血などによる上気道視診困難例
- 喉頭浮腫，喉頭蓋炎などによる喉頭展開困難例
- マスク換気でも酸素化が維持できず，熟練した医師が気管挿管を2回試みても不可能な症例

❸ 輪状甲状膜穿刺の禁忌

- 12歳以下の小児例
- 気管挿管が可能な症例
- 下気道が狭窄している症例
- 輪状甲状膜の同定が不可能な症例

がある．とくに喉頭浮腫では臥位にするとうっ血をきたし浮腫が増悪することがあるため，半座位を維持することも重要である．

- 上気道閉塞による呼吸困難が重篤な場合は輪状甲状膜穿刺が第一選択となる．ミニトラックやクイックトラックなどの穿刺キットが市販されており，日ごろから精通しておく必要がある．Seldinger法による穿刺が一般的であるが，筆者は局所麻酔薬を注入した後に針を気管内に進め，皮膚から気管までの距離を測定したうえで尖刃刀にて輪状甲状膜切開の要領でやや幅広く切開を行っている．ダイレーターを用いることなくカニューレを直接挿入することが可能となり，緊急を要する場合に有効である．ただし，上甲状腺動脈の輪状甲状枝からの出血に注意する必要がある．また，高齢者や放射線療法後の症例では輪状甲状膜が硬化し，挿管に難渋することがある．この場合も輪状甲状膜をやや広く切開し鋭匙鉗子などにて切開部を広げると挿管が容易となる．
- 気道確保が必要な小児例に関しては小児科医と十分連携をとる必要がある．そのうえで気管切開の適応と判断されれば，すみやかに手術を行うべきである（❷，❸，動画1）．

症　例

患者：67歳，男性．

現病歴：5日前より嗄声が出現し持続するため当科受診．

初診：咳嗽，喀痰なし．耳内，鼻内，口腔内所見に特記事項なし．咽喉頭所見に気道狭窄の原因となる器質的疾患や機能障害を認めなかった（❹）．SpO₂ 94%（room air）．嗄声のほか，ため息様呼吸を認めたため，息苦しさについて尋ねたところ，階段昇降などで息切れを感じたり，臥位になると息苦しくなるため座位で眠っているとのこと．

経過：同日に内科を受診してもらい，両下肺野に胸水貯留を認めた（❺）．慢性腎疾患による心機能低下，胸水貯留と判明し，入院のうえフロセミドなどの投与にて症状は軽快した．

動画掲載ページ

https://nakayamashoten.jp/ent_diagnosis/

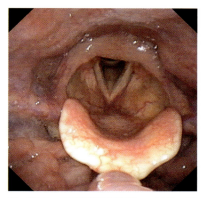

❹ 症例：初診時喉頭ファイバースコープ所見
呼吸困難の原因となる所見を認めない．

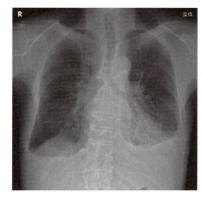

❺ 症例：初診時胸部X線所見
両下肺野に胸水を認める．

> **ここがポイント！**
>
> 　気道確保の必要性を念頭において診療にあたる．挿管困難な症例では輪状甲状膜穿刺が第一選択となり，診療の際はいつでも対応できるよう穿刺キットを準備しておくとよい．
>
> 　小児で上気道狭窄による呼吸困難をきたす疾患として，仮性クループや咽後膿瘍などがあげられる．呼吸困難を生じる前に発熱や咳嗽，頸部腫脹などの症状の有無を確認する．一方，成人では感染症のほかにアナフィラキシーや天疱瘡などによる喉頭浮腫を生じることがある．発症前の状況やこれまでに同様の症状がなかったか確認することが重要である．
>
> 　上気道狭窄を認めないにもかかわらず呼吸困難を訴える症例では，呼吸器疾患や心疾患などの鑑別が必要となる．

（相澤直孝）

文献

- 西川正憲．呼吸困難．日内会誌 2010；99：1358-62．
- 福田 諭．耳鼻咽喉科・頭頸部外科の救急医療―呼吸困難．日耳鼻 2006；109：754-8．
- 桑畑直史，大森孝一．症状からみた救急疾患の診断手順―呼吸困難．JOHNS 2006；22：318-23．
- 香取幸夫．小児の気管切開術の留意点．日耳鼻 2015；118：1470-1．

4章 のど

25 咳嗽（咳が出る，咳でむせる）

外来で想定，説明すべき5大疾患！

1. 小児　① 上気道炎
　　　　② 気道異物
　　　　③ 下気道疾患
　　　　④ アレルギー疾患
　　　　⑤ 閉塞性睡眠時無呼吸障害（OSA）

2. 成人　① 上気道炎
　　　　② 気道異物，誤嚥
　　　　③ 下気道疾患
　　　　④ アレルギー疾患
　　　　⑤ 胃食道逆流症（GERD）

診断のポイント

① 呼吸困難，不安定な呼吸，SpO_2 低下の合併に注意
② 最も多いのは感冒などの上気道炎による急性咳嗽であり，発熱の有無と，周囲に同様の症状の者がいないか確認
③ 罹病期間を問診し，成人では3週間以上，小児では4週間以上咳嗽が続く場合，遷延性慢性咳嗽と判断（❶，❷）
④ 成人の遷延性慢性咳嗽の3大疾患は，副鼻腔気管支症候群（SBS），咳喘息，アトピー咳嗽
⑤ 上気道炎による咳嗽でも症状が遷延したり増悪することもある．そのような場合は再診するよう説明

重大疾患の徴候

① 高齢者で体重減少，高熱などの症状も有する場合は，重篤な疾患（肺炎，肺癌）を合併している可能性がある．
② 成人で感染性咳嗽の診断にて1～2週間程度加療しても咳嗽が軽減しない症例では，下気道疾患，マイコプラズマや百日咳，咳喘息などを考慮する必要がある．
③ 呼吸が苦しくなるほどの激しい咳嗽，流涎，喘鳴などを合併している場合は致死的疾患を念頭に診断を進める．急激な悪化や呼吸停止を生じることがあり，気道確保も考慮する必要がある．

場面による注意点

- 救急外来を受診するような症例では，激しい咳嗽，突然の発症，呼吸困難の合併など重篤な症状を有していることが多い．気道確保の必要性を念頭におきながら診断

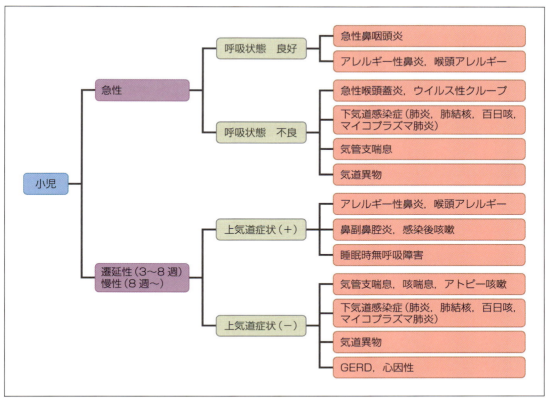

❶ 小児の"咳嗽"診断フローチャート

を進める．
- 通常の外来診療では呼吸停止をきたす疾患は多くない．問診で罹病期間，随伴症状（とくに上気道炎症状），喫煙歴，職業歴，体重減少の有無などを確認する．検査・治療を進めていくうえで重要な検討項目となる．
- 小児科や内科で診療を受けたものの症状が遷延し，耳鼻咽喉科外来を紹介され受診する症例も多い．その場合，前医での検査結果や治療内容を確認することにより，鑑別すべき疾患を絞ることができる．
- 感冒罹患による発症であれば，感染性咳嗽として鎮咳薬や去痰薬などの対症療法を行う．まれに感染後咳嗽が残存することがあり，診察時に症状が持続するようなら再診するよう説明する．
- 夜間〜明け方に症状が強くアレルギー素因がある症例では，咳喘息やアトピー咳嗽，気管支喘息が疑われ，吸入ステロイドやロイコトリエン受容体拮抗薬が第一選択となる．
- 食後に症状が出やすく，胸やけ・呑酸，咽頭違和感などを合併するようなら，胃食道逆流症（GERD）による咳嗽が疑われる．プロトンポンプ阻害薬（PPI）を投与し咳嗽や胸やけなどの症状改善がないか確認する．

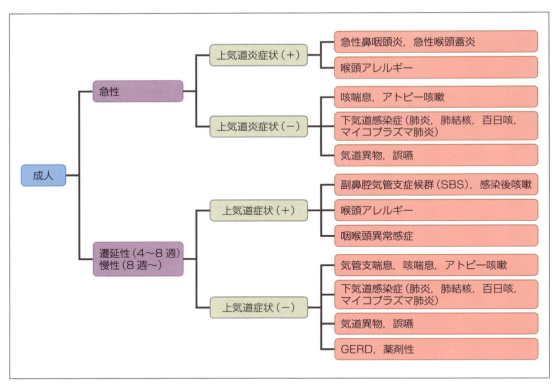

❷ 成人の"咳嗽"診断フローチャート

患者の年齢・性別・気質による対応

小児

- 小児では感染に伴う急性咳嗽がほとんどで，通常は1週間程度で改善する．咳嗽で耳鼻咽喉科外来を受診する症例のほとんどは鼻症状や咽頭痛などを合併しており，鼻内所見や咽頭所見を丁寧に確認する必要がある．また，中耳炎を合併していることもあり耳内所見の確認も重要である．
- 膿性鼻汁があっても去痰薬などを服用し鼻内環境を整えることで症状の改善を認める例も多いが，まれに膿性鼻汁の遷延を認めることがある．その場合には抗生物質の使用も検討すべきである．上気道炎の所見がないにもかかわらず咳嗽が持続している場合はマイコプラズマ肺炎などを鑑別する必要があり，小児科に診察を依頼する．
- 小児で，覚醒下では咳嗽を繰り返すものの就寝中は症状がみられない場合は，心因性の可能性がある．
- 慢性咳嗽では咳嗽の特徴を確認すると鑑別すべき疾患を絞り込むことができる．①咳の性状は乾性か湿性か，②感冒罹患後から持続しているか，③咳の時間帯（日中，夜間），④口呼吸の有無，⑤受動喫煙の有無，⑥ペットの有無，などがあげられる．
- 就寝中の咳嗽では気管支喘息があげられるが，常に口呼吸でいびきをかいている小

児例ではOSAを鑑別する必要がある．睡眠時無呼吸を解除するために咳嗽を繰り返すことがある．

成人

- 成年期で急性の咳嗽を主訴に耳鼻咽喉科外来を受診する症例のほとんどが，上気道炎による感染性咳嗽である．上気道炎症状がほとんど消失したにもかかわらず咳嗽が残存するため受診する症例では，感染後咳嗽や咳払いによる刺激による咳嗽が多く，去痰薬や鎮咳薬のほかに含嗽を奨励することで症状が緩和する．
- 1～2週間程度加療しても咳嗽が軽減しない場合は，下気道疾患，マイコプラズマや百日咳，咳喘息などを考慮する必要がある．その際に家族や周囲の人で同様に咳嗽が持続している者はいないか確認するとよい．とくに乳幼児がいる家庭ではマイコプラズマや百日咳を疑う．百日咳は増加傾向にあり，一度始まるとおさまらない咳，夜も眠れない持続する咳など，強い自覚症状が特徴である．
- 咳嗽が持続することに強い不安を感じ受診した症例では，上気道所見に問題がないことや，加療しても症状が改善しない場合は下気道疾患の可能性があることを説明しておく．
- 成人の慢性咳嗽は，咳喘息・アトピー咳嗽・副鼻腔気管支症候群（SBS）が3大疾患である．鼻汁・後鼻漏があり湿性咳嗽であれば，SBSとして14員環マクロライドや去痰薬の投与を行う．また，咽喉頭異常感に伴い咳払いを繰り返していることが刺激となり咳嗽が持続すると訴える症例も散見される．
- 職業に関連する呼吸器アレルギー疾患を職業性アレルギー疾患と呼び，粉塵や埃を吸収しやすい職場環境やきのこ栽培工場などで，持続する咳嗽を発症することがある．高齢者でも職業歴を確認し，じん肺が疑われた際は呼吸器内科に精査を依頼する．

高齢者

- 高齢者ではあらゆる可能性を念頭におき診察する必要がある．急性咳嗽では上気道炎のほかに誤嚥性肺炎や気道異物などを鑑別する必要がある．高熱を合併する急性咳嗽ではウイルス感染症や肺炎を念頭におき血液検査やX線検査を検討する．食事時にむせやすくなったなど誤嚥を疑う際は，改訂水飲みテストや嚥下内視鏡検査（**動画1**）を行うべきである．
- また，義歯を誤飲し本人や周囲が気づいていないこともある．診察時に欠損歯についても確認し，義歯がなくなっていないかを問診することで異物誤嚥を発見する

動画掲載ページ

https://nakayamashoten.jp/ent_diagnosis/

❸ FSSG (Frequency Scale for the Symptoms of GERD)

質問	ない	まれに	時々	しばしば	いつも
胸やけがしますか？	0	1	2	3	4
おなかがはることがありますか？	0	1	2	3	4
食事をした後に胃が苦しい（もたれる）ことがありますか？	0	1	2	3	4
思わず手のひらで胸をこすってしまうことがありますか？	0	1	2	3	4
食べたあと気持ちが悪くなることがありますか？	0	1	2	3	4
喉（のど）の違和感（ヒリヒリなど）がありますか？	0	1	2	3	4
食事の途中で満腹になってしまいますか？	0	1	2	3	4
ものを飲み込むと，つかえることがありますか？	0	1	2	3	4
苦い水（胃酸）が上がってくることがありますか？	0	1	2	3	4
ゲップがよくでますか？	0	1	2	3	4
前かがみをすると胸やけがしますか？	0	1	2	3	4

8点以上であればGERDの可能性が高いと判断し，PPI処方を行い治療効果を確認する．

きっかけとなる．
- 下咽頭癌では嚥下時痛による刺激性咳嗽を生じることもあり，喉頭所見のみならず下咽頭所見も十分に確認する必要がある．
- 咽喉頭病変が否定的にもかかわらず体重減少も合併しているようであれば，肺結核や肺癌，食道癌などを鑑別する必要がある．逆に体重増加やむくみを合併する場合は，心不全などの循環器疾患を疑い精査を進める．
- 慢性咳嗽の原因としてGERDもあげられる．食事の欧米化や飲酒率の上昇に伴い増加傾向にある．高齢者では下部食道括約筋の筋緊張低下や上半身の前屈によりGERDを合併しやすい．胸やけやおくびを合併する慢性咳嗽の症例ではFSSG（❸）に回答してもらい，逆流症状が疑われる場合は本人に説明したうえでPPIを投与し症状の改善があるかを確認する．

検査・診断の注意点

- 上気道炎の有無につき鼻内や口腔・咽喉頭を丁寧に観察する．後鼻漏や上咽頭に痰の付着があれば鼻・副鼻腔炎を強く疑う．
- 小児ではほとんどが感染症に伴う咳嗽である．感染を疑う所見がないにもかかわらず咳嗽が持続する場合は気道異物を疑う必要がある．
- 診察中に湿性咳嗽が聴取されたり，下気道病変が疑われる場合は，胸部呼吸音の聴取を行う．呼気性喘鳴や湿性ラ音を聴取するようであれば呼吸器内科に診察を依頼する．
- 肥満症例や高齢者ではうっ血性心不全による心臓喘息の可能性がある．労作時呼吸苦，高血圧の既往があれば，心電図や胸部X線撮影を検討する．とくに胸部X線にて心肥大を認める症例では循環器内科に診察を依頼する．

症　例

患者：29歳，男性．

現病歴：2月中旬に感冒症状が出現し，1週間で鼻症状や咽頭痛は軽減したものの咳嗽の残存があった．3月中旬から水様性鼻漏，鼻閉，くしゃみ，眼掻痒感が出現．そのころから咳嗽も増悪し，就寝中の息苦しさや寝不足に伴う疲労感があり耳鼻咽喉科外来を受診．

初診：鼻内所見として，下鼻甲介の蒼白，腫脹や水様性鼻漏を認める．口腔咽頭所見に特記事項なし．喉頭所見については，声門上では特記事項はないものの，声門下で粘膜の発赤・腫脹，膿性痰の排出を認めた（❹）．

経過：RASTにてスギ，ダニ・ハウスダストがClass 3以上であった．感染後咳嗽およびスギ花粉症に伴う喉頭アレルギーと診断し，去痰薬や鎮咳薬，抗アレルギー薬，気管支拡張薬を処方した．1週間後の再診にて，症状の軽減および声門下喉頭炎の消失を確認した（❺）．

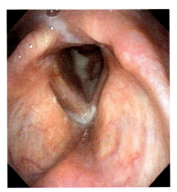

❹ 症例：初診時喉頭所見
声門下粘膜の発赤・腫脹，膿性痰の喀出を認めた．

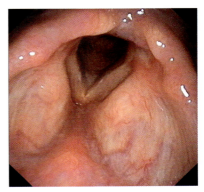

❺ 症例：初診後7日目の喉頭所見
声門下粘膜は正常化し，喀痰も消失した．

ここがポイント

呼吸困難やSpO₂低下などを合併していれば気道確保の準備をしたうえで診療にあたる．

小児・成人ともに咳嗽の原因で最も多いのは上気道炎である．1～2週間で改善する症例がほとんどであるが，咳嗽が持続することもある．その場合は下気道疾患やアレルギー疾患の鑑別が必要となる．さらに，成人では職業性アレルギー疾患にも注意を要する．また，小児や高齢者で咳嗽が急激に悪化した症例では異物誤嚥についても考慮する必要がある．

慢性咳嗽では下気道疾患のほかに胃食道逆流症（GERD）や喉頭アレルギーなどが主因としてあげられる．

（相澤直孝）

文献

- 日本呼吸器学会　咳嗽に関するガイドライン第2版作成委員会．咳嗽に関するガイドライン第2版．社団法人日本呼吸器学会；2012．
- 日本小児呼吸器学会．小児の咳嗽診療ガイドライン．診断と治療社；2014．
- 田中裕士，竹谷　功．職業性呼吸器アレルギー現状と特徴．職業・環境アレルギー誌 2014；21：19-25．
- 内藤健晴．咳喘息の診断と治療．日耳鼻 2014；117：222-3．

4章 のど

26 喘鳴（息がぜいぜいする）

外来で想定，説明すべき5大疾患！

1. 小児
   ① 喉頭軟弱症，声門下狭窄
   ② 仮性クループ
   ③ 気道異物
   ④ アナフィラキシー，アレルギー疾患
   ⑤ 気管支喘息，下気道狭窄

2. 成人
   ① 喉頭浮腫，喉頭蓋炎
   ② 喉頭腫瘍
   ③ 反回神経麻痺
   ④ アナフィラキシー，アレルギー疾患
   ⑤ 気管支喘息，肺水腫

診断のポイント

① 呼吸困難，不安定な呼吸，SpO_2低下の合併に注意
② 喘鳴の種類（呼気性，吸気性），喘鳴出現時の随伴症（咳嗽，呼吸困難）の確認
③ 小児では先天性か後天性かをまず判断（❶）
④ 成人では吸気性か呼気性かを確認することで，鑑別疾患を絞ることができる（❷）

重大疾患の徴候

① 努力性呼吸，SpO_2低下，会話困難などがあれば，酸素投与や気道確保の準備を行う．
② 喘鳴は吸気性か呼気性か，増悪傾向にあるか改善傾向にあるかを確認する．急激な増悪があれば気道確保を念頭に診察を進める．
③ 感染後に咳嗽とともに出現し症状が持続する場合は，周囲に同様の症状を有する者がいないか，いれば疾患名を確認する．百日咳やマイコプラズマ肺炎患者が周囲にいれば内科や小児科に診察を依頼する．
④ 高齢者で喘鳴が持続している場合は肺疾患や心疾患の可能性があり，日常生活での息切れや動悸の有無，合併症の有無について確認する．

場面による注意点

- 小児の急性喘鳴では，感染症やアレルギー疾患，気道異物，気管支喘息などが考えられる．発症前に随伴症状がなかったか，これまでにも喘鳴を生じたことはなかったか確認すると診断に役立つ．
- 小児の吸気性喘鳴では喉頭軟弱症が最も考えられるが，舌根嚢胞やリンパ管腫，喉

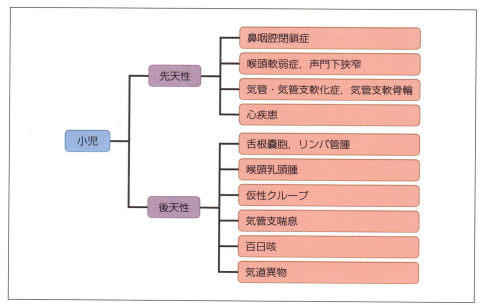

❶ 小児の"喘鳴"診断フローチャート

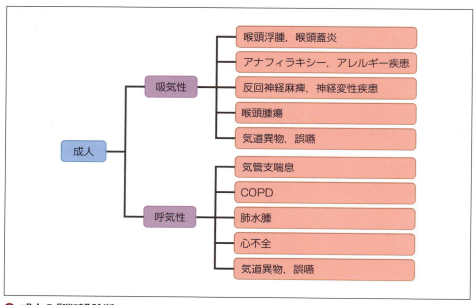

❷ 成人の"喘鳴"診断フローチャート

　頭乳頭腫なども鑑別疾患にあげられる．喉頭ファイバースコープによる観察は必須である．
- 成人の吸気性喘鳴では上気道疾患が疑われ，感染性，アレルギー性などがあげられる．上気道炎症状やアレルゲン曝露，化学物質吸入の有無について確認する．
- 高齢者の慢性喘鳴は呼吸器疾患や循環器疾患が原因であることが多い．

患者の年齢・性別・気質による対応

小児

- 新生児・乳児の喘鳴で最も多い疾患は喉頭軟弱症であり，器質的疾患や気道狭窄の有無を確認するだけでなく，呼吸に伴う喉頭の動きも確認する必要がある．そのためには喉頭ファイバースコープでの観察は必須である．スコープ挿入当初は啼泣し喉頭軟弱症の正しい評価が難しいため，徐々に啼泣が減少し呼吸が安定したところで評価を行うべきである．また，喉頭ファイバースコープ画像を記録し保護者や小児科医に提示すると，その後の診療に役立つことが多い．
- 新生児であっても細径の電子ファイバースコープは鼻腔を通過することができるが，通過しない場合は鼻咽腔閉鎖や狭窄を疑い画像検査を行う．
- 新生児・乳児の喘鳴で上気道疾患が否定的であれば，気管軟弱症や気管食道瘻，心疾患の可能性を考慮し小児科に精査を依頼する．
- 新生児・乳児で感冒症状がないにもかかわらず喘鳴や咳嗽が出現した場合は，気道異物を念頭におき診察を行う必要がある．保護者などが気づかないうちに手にしたものを口に入れ誤嚥している可能性があり，保護者が否定したとしてもすぐに除外してはいけない．
- 小児の気道異物で多いものとしてピーナッツがあげられる．ピーナッツは通常のX線検査では透過するためCTにて確認する必要がある．また，明らかに異物を誤飲したことがわかり受診した際は，可能ならそれと同じものを持参してもらう．診断や摘出の際に有用となる．

成人

- 成人の吸気性喘鳴では喉頭浮腫・喉頭蓋炎，喉頭腫瘍，反回神経麻痺が最も考えられる．
- 成人の吸気性喘鳴で感染を伴わない喉頭浮腫を認めた場合，アレルギー疾患を第一に考える．アレルゲンの感作が明らか（食物，ハチ刺）であれば診断に苦慮しないが，原因が不明な場合は診断に苦慮することがある．その一つとして血管性浮腫（Quincke浮腫）があげられる．口腔アレルギー症候群やアンジオテンシン変換酵素阻害薬（ACEI），非ステロイド性抗炎症薬（NSAIDs）といった薬剤性のほかに，C1エステラーゼ阻害因子（C1-INH）の低下による血管性浮腫（遺伝性血管性浮腫）に注意を要する．
- 多系統萎縮症（MSA）症例では睡眠中の声門開大障害による吸気性喘鳴による高調性いびきが特徴である（**動画1**）．就寝中に通常とは異なるいびきがあり，めまいや

動画掲載ページ

https://nakayamashoten.jp/ent_diagnosis/

排尿障害，自律神経失調などの症状を合併する場合は神経内科に診察を依頼する．

検査・診断の注意点

- 喘鳴は吸気性か呼気性か確認する．
- SpO_2を測定し，呼吸障害や換気障害の有無を確認する．
- 鼻腔から喉頭までの上気道を丁寧に観察する．小児では喉頭ファイバースコープを行う際に強く抵抗されるが，喉頭のみならず舌根も詳細に観察する．

症例

患者：2歳6か月，男児．
現病歴：夕食の際に枝豆を食べているときに転倒し，直後より喘鳴，咳嗽が出現．
初診：胸部X線検査では異物を認めないものの，現病歴から気道異物と診断された．
経過：ラリンジアルマスクによる全身麻酔下に気管内にファイバースコープを挿入し，右主気管支に異物（枝豆）を認めた．切歯から異物までの距離を計測したうえで気管挿管を行い，気管支鏡を用いて異物を摘出した（動画2）．術後はステロイドや抗生物質を投与し，症状の消失を確認した．

ここがポイント

一般的に吸気性喘鳴は上気道狭窄，呼気性喘鳴は下気道狭窄が主因と考えられ，喘鳴がどちらかを確認する．SpO_2低下があれば気道確保の準備をして診療にあたる．

小児で吸気性喘鳴を生じる代表的な疾患として喉頭軟弱症があげられる．努力性呼吸やチアノーゼの有無につき確認したうえで，喉頭ファイバースコープを用いて上気道狭窄の有無につき確認する．新生児でも細径の喉頭ファイバースコープは挿入可能であり，喉頭ファイバースコープが鼻腔を通過できない場合は鼻咽腔閉鎖の鑑別が必要となる．

成人では感染性やアレルギー性の喉頭浮腫を生じる可能性がある．ほかに血管性浮腫による喉頭浮腫をきたすこともあり，喘鳴発症前の症状などにつき精査を行う．

（相澤直孝）

文献

- Truong MT, Messner AH. Evaluation and management of the pediatric airway. Flint PW, et al, ed. Cummings Otolaryngology：Head and Neck Surgery, 6th ed. Saunder；2014. p.3119-32.
- 西川正憲ほか．呼吸困難と喘鳴へのアプローチ．日内会誌 2014；103：1727-32.
- 工藤典代．小児の気道に関する諸問題―とくに喘鳴について．小児耳 2012；33：266-71.
- 堀内孝彦ほか．遺伝性血管性浮腫（HAE）ガイドライン改訂2014年版．補体 2014；51：24-30.
- 磯崎英治．多系統萎縮症における上気道閉塞．神経進歩 2006；50：409-19.

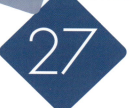

4章 のど

27 血痰（痰に血が混じる）

外来で想定，説明すべき5大疾患！
① 鼻出血
② 歯肉炎，歯周病
③ 急性咽喉頭炎
④ 頭頸部癌，食道癌
⑤ 下気道疾患（肺癌，気管支拡張症，肺結核，細菌性肺炎）

診断のポイント
① 血痰は局所のみならず全身疾患と関連して発症することもある
② 原因および出血点の検索を効率的に進めるために丁寧な問診（❶）と，念入りな内視鏡検査を心がける

重大疾患の徴候
① 「痰に血が混じる」のか「血液そのものを吐いた」のかを問診する．喀血や吐血で緊急処置が必要な場合もある（❷）．
② 主訴が「痰に血が混じる」であっても，悪性疾患など多彩な原因が潜在することに留意する．

場面による注意点

- 耳鼻咽喉科用内視鏡を用いて，頭頸部領域の腫瘍性病変，炎症所見，粘膜損傷の有無，異物誤嚥の有無を確認する．
- 嗄声，嚥下障害，胸部痛，呼吸困難などが随伴する場合は，頭頸部，食道，下気道の悪性疾患，重篤な循環器疾患なども考慮する．
- 明らかな器質的異常がなくとも，数日前の鼻出血が後鼻腔へ流れこんだ場合や，抗凝固療法による易出血性の可能性も考えられる．

患者の年齢・性別・気質による対応

- 血痰症例は自然に軽快することもあるが，50歳以上の男性喫煙者は下気道悪性疾患の高リスクであるため厳重な経過観察が必要である[1]．

検査・診断の注意点

- 初診で血痰の原因が特定できなくとも，日を改めて診察を必ず行うこと．臨床所見と患者から得られる臨床症状に乖離がみられた場合は，その原因を徹底的に追及する．

❶ "血痰"問診のポイント

既往歴
- 喫煙歴（悪性疾患のリスク）
- 悪性疾患の治療歴（血液疾患や化学療法による凝固機能異常）
- 心筋梗塞や脳血管障害の有無（抗凝固薬，血小板凝固抑制薬の内服による易出血性）
- 食事の内容（刺激物，硬い食物による粘膜損傷）
- 異物誤嚥の可能性（魚骨，PTP，義歯）
- 職業歴，居住地（工業地帯など大気汚染による粘膜刺激）

血痰の性状
- 色調（新鮮血，暗赤色）
- 唾液に混じる程度，咳とともに喀出，血液そのものを嘔吐

随伴症状
- 疼痛（歯痛，口内痛，咽頭痛，嚥下痛，胸部痛）
- 呼吸困難（安静時，労作時）
- 咳嗽（乾性，湿性）

全身症状
- 発熱
- 体重減少
- 倦怠感

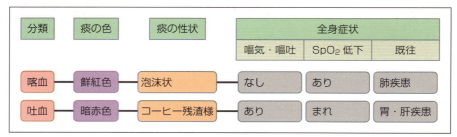

❷ 喀血と吐血の鑑別

- 血液そのものが口から出た場合は血痰とは言い難く，喀血と吐血の鑑別（❷）および当該科への迅速な診察依頼を行う．
- 耳鼻咽喉科領域の内視鏡検査では，観察する部位の順番を決めるなど，所見を見落とさないようにする工夫が必要である．

内視鏡検査でのポイント
- 鼻腔は両側をくまなく観察する．
- 素通りしやすい上咽頭，軟口蓋裏面は通常より時間をかける．
- 舌根部や喉頭蓋谷は舌を前方向に牽引して十分な視野を展開する．
- 咽頭後壁は接線方向となり観察しにくいことが多い．口腔からの直視などを併用する．また，下咽頭はKillian変法やValsalva法を用いて十分に展開することを習慣とすべきである[2]．
- 付着する粘液は診察前に含嗽や吸引で除去する．

- 反射はキシロカイン®噴霧や喉頭注入で確実に抑制する．

症　例

患者：75歳，男性．

現病歴：1か月前から痰に血が混じるため，前医である開業耳鼻咽喉科を受診．既往歴に特記すべきことはない．

初診：当院当科において耳鼻咽喉科領域の視診および内視鏡検査では明らかな腫瘍性病変や出血点は認めなかったが，2週間後に経過観察のため再診とした．

再診：血痰が遷延するため，当院呼吸器内科を紹介した．

診断：当院での内視鏡検査（❸, ❹），頸胸部CT（❺）の結果，声門から3～4cm下方の気管右壁に粘膜発赤を伴う腫瘍性病変を認めた．病理組織生検で扁平上皮癌，気管癌と診断された．

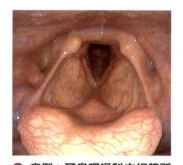
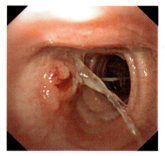
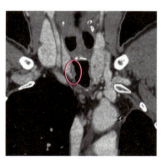

❸ 症例：耳鼻咽喉科内視鏡所見
咽喉頭に腫瘍は視認できない．

❹ 症例：気管支内視鏡所見
気管右壁に腫瘍性病変を認める（組織生検後のため欠損あり）．

❺ 症例：頸胸部CT（前額断）
輪状軟骨直下の気管右壁に長径15mmの腫瘍性病変が確認された．

> **ここがポイント**　1回の診療で終了とした場合，後に他院で診断された可能性もある．その場合は患者が不信感を抱くことはもとより，病巣見落としとされ医療過誤に発展した可能性もある．初診で原因が特定できなくても，必ず再診を行うようにする．

（佐藤雄一郎）

文献

1) Laurent F, et al. Hemoptysis：Methods of localization. Rev Med Suisse 2005；1：2659-63.
2) 大上研二ほか．上部消化管内視鏡で見逃がされやすい咽頭癌症例の診断．頭頸部癌 2013；39：44-7.

- 北原　哲．総論2　痰に血が混じる．森山　寛ほか編．今日の耳鼻咽喉科頭頸部外科治療指針．第3版．医学書院；2008．p.73-4.
- Bidwell JL, Pachner RW. Hemoptysis diagnosis and management. Am Fam Physician 2005；72：1253-60.

4章 のど

28 嚥下障害（飲み込めない）

外来で想定，説明すべき5大疾患！
① 食物の認知にかかわる高次脳機能障害
② 咀嚼機能にかかわる口腔・顎関節疾患
③ 嚥下・咀嚼機能障害の原因になる神経筋疾患
④ 頭頸部領域の炎症性疾患
⑤ 頭頸部・上部消化管悪性腫瘍

診断のポイント
① 嚥下障害の原因は神経筋疾患（機能性）か耳鼻咽喉科領域（器質性）の疾患が多い（❶）
② 全身の身体所見も重要であるため視診と問診を大事にする

重大疾患の徴候
① 嚥下痛を訴えるときは悪性腫瘍を念頭におく．
② 嚥下障害は誤嚥による肺炎や窒息の危険があることを忘れない．
③ 緊急対応が必要な状態か見極める．

場面による注意点

- 必ずしも誤嚥患者が「飲み込めない」という典型的な症状を訴えて受診するとは限らない．嚥下障害が潜在する患者の主訴は多彩であることを理解するべきである（❷の「自覚症状」を参照）．
- 内視鏡による所見が少ないにもかかわらず，患者がなんらかの症状を訴える場合は機能性嚥下障害の可能性を考え精査を進める．
- 嚥下障害の診療は注意点が多いので，通常の耳鼻咽喉科診療よりも時間がかかるものと心得る（❸）．

患者の年齢・性別・気質による対応

- 発熱や嚥下時痛を伴うときは咽喉頭の急性炎症を考慮する．
- むせるタイミングの聴取も病態把握の参考になる．嚥下と同時であれば嚥下運動中の誤嚥，嚥下後しばらくしてからの誤嚥は異物・腫瘍などによる通過障害が考えられる．
- 胃食道逆流症（GERD）でも「むせ」症状を呈することがある．
- 誤嚥症例では必ず下位脳神経の状態を把握する．軟口蓋麻痺による開鼻声など，問

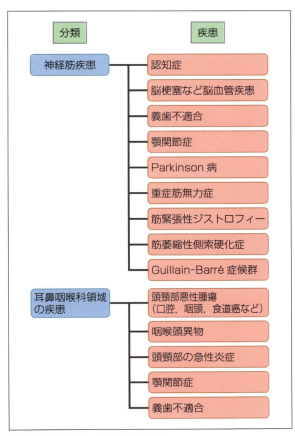

❶ "嚥下障害"で疑うべき疾患

❷ "嚥下障害"の問診のポイント

自覚症状
食事に対する意欲の有無 食事に時間がかかる 摂取する内容に偏りがある(飲み込みやすいものを好む) 痰が多く,咳が出るようになった 食物が鼻に回る 微熱がある むせるタイミング
既往歴
中枢性疾患(精神疾患,神経筋疾患,脳血管障害,認知症) 呼吸器疾患 頭頸部領域の手術や放射線治療 服薬内容(抗精神病薬など嚥下に影響する薬剤の存在を銘記)
日常生活と生活様式
介護必要度 日常生活動作(ADL) 意識レベル

診で得られた自覚症状につながる神経所見が得られることがある.
- 高齢者の嚥下障害では悪性疾患,脳血管障害,Parkinson病,Alzheimer病,加齢による認知障害など原因は多彩である.また,若年者と違い誤嚥性肺炎の危険も高度であるため代替栄養によるリスク回避が勧められる.

検査・診断の注意点

- 診察室に入室するときの歩き方や立位・座位の姿勢に注意する.また問診中も,患者の顔貌,開口の状況,喉頭の位置,声の調子(開鼻声,嗄声,湿声,構音障害の有無)に注意を払いながら,器質性嚥下障害か機能性嚥下障害かを絞り込む.
- 咽喉頭の器質的・機能的異常や感覚障害の有無を確認するには嚥下内視鏡検査が有用である.検査食を用いる場合,早期咽頭流入,嚥下反射惹起のタイミング,咽頭残留,喉頭流入・誤嚥の有無,誤嚥時の咳嗽反射の観察がポイントである.アメリカでは空気圧による感覚検査(FEESST)が普及している[1].
- 嚥下機能評価に対応して高次医療機関への診療依頼を必要とする症例があることを理解する(❹).

❸ "嚥下障害"の診察のポイント

精神機能
- 意識レベル：経口摂取には意識レベルが清明であることが必須（Japan Coma Scale を活用）
- 認知機能：食事に興味を示さないなどの症状（改訂長谷川式簡易知能評価スケールを活用）

身体機能
- 運動機能，呼吸機能：立位や座位の姿勢，喀出力の観察

口腔，咽頭，喉頭の診察
- 顔面：顔貌（仮面様，筋無力症），顔面の運動性（緊張，左右差，不随意運動），顔面の感覚
- 口腔：開口，咬合，歯牙・歯肉の状態，口腔内の衛生状態，残渣，舌苔，舌運動（可動性，左右差，線維束攣縮，不随意運動），
- 中咽頭：咽頭の運動（鼻腔閉鎖不全，軟口蓋挙上，カーテン徴候），咽頭の感覚（左右差），咽頭反射
- 喉頭，下咽頭：声帯運動（声門閉鎖），梨状陥凹の唾液貯留の有無，程度，左右差
- 頸部：嚥下時の喉頭運動，頸部の可動域，頸部筋群の緊張・麻痺，気管切開（位置，カニューレの有無）

嚥下機能の簡易検査
嚥下機能の傾向を大まかに把握するとき，嚥下内視鏡検査や嚥下造影検査が施行できない場合に推奨される．そのなかで信頼性の高いのは水飲みテストである
- 反復唾液飲みテスト (repetitive saliva swallowing test：RSST)
- 水飲みテスト
- 食物テスト
- 血中酸素飽和度モニター

嚥下内視鏡検査
内視鏡を用いて非侵襲的に繰り返し検査が可能である．嚥下造影検査に匹敵する情報が得られるが，咽頭期の嚥下動態を評価しにくいため必要に応じて嚥下造影検査を追加する

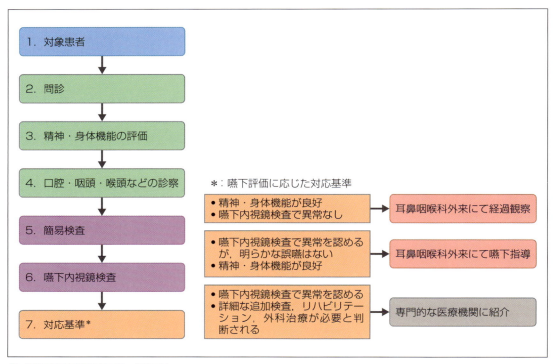

❹ "嚥下障害"診療アルゴリズム

症例

患者：60歳，男性．

現病歴：約2週間前に飲食物がひっかかる感じを自覚．徐々に症状が悪化，3日前に開口障害が出現．

初診：軽度開口制限を認めるが，口腔内および顎関節に異常なし．全身状態は良好，発熱や嚥下時痛も認めず経口摂取の異常なし．頭頸部および上部消化管内視鏡検査を行ったが器質的病変は認めなかった．

診断・経過：初診同日に，なんらかの神経筋疾患を疑い神経内科に紹介した．神経内科では嚥下障害と開口制限から破傷風と診断され，直ちに破傷風ヒト免疫グロブリン，ペニシリンGの投与が開始された．数日後に項部硬直が出現するも呼吸困難はなく症状は軽快した．

 問診で聴取できた訴えは軽微であったが，症状が比較的急速に悪化しており，通常の咽喉頭異常感症とは臨床的な乖離がみられる．訴えを「嚥下障害」ととらえて診断を追求したことで早期診断・治療につなげることができた．

 破傷風における嚥下障害

破傷風は土壌に広く分布する破傷風菌による感染症で，芽胞が創傷面から体内に進入して増殖し破傷風菌毒素（テタノスパスミン）を産生しシナプスでの神経伝達を傷害する全身疾患である．発症後期（1〜4週）には後弓反張や呼吸不全などが出現するが，初期（1〜数日）には咽頭，頸部の筋肉の痙攣で開口障害，嚥下障害が生じることもある．

（佐藤雄一郎）

文献

1) Aviv JE, et al. FEESST：A new bedside endoscopic test of the motor and sensory components of swallowing. Ann Otol Rhinol Laryngol 1998；107：378-87.

- 伊藤裕之．総論2 嚥下・咀嚼障害．森山 寛ほか編．今日の耳鼻咽喉科頭頸部外科治療指針．第3版．医学書院；2008. p.75-6.
- 日本耳鼻咽喉科学会 嚥下障害ガイドライン作成委員会．嚥下障害診療ガイドライン―耳鼻咽喉科外来における対応．第1版．金原出版；2008.

5章

顔面・頸部

耳下腺・顎下腺部腫脹（顔が腫れる，顎が腫れる）

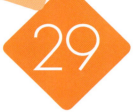

外来で想定，説明すべき5大疾患！
① 唾石症
② 耳下腺腫瘍
③ 顎下腺腫瘍
④ Sjögren症候群
⑤ Mikulicz病

診断のポイント
① 自発痛か圧痛か
② 境界は明瞭か
③ 腫脹は石のように硬いか，弾性硬〜軟性か

重大疾患の徴候
以下の所見は悪性腫瘍を強く疑わせる．
① 顔面神経麻痺を伴う．
② 頸部リンパ節腫脹を伴う．
③ 開口障害を伴う．
④ 唾液瘻，潰瘍形成がある．
⑤ 急速な発育．

耳下腺・顎下腺部に腫脹をきたす主な疾患

- 耳下腺・顎下腺部に腫脹をきたす疾患は多彩であるが，①炎症性疾患，②腫瘍性疾患，③特殊疾患に大別できる（❶）．
- 腫脹の性状は炎症性疾患と腫瘍性疾患との鑑別に有用である[1]（❷）．

炎症性疾患（❸）

急性唾液腺炎：診断，治療のポイント・注意点

- 流行性耳下腺炎では顎下腺にも腫脹が生じ，高度な場合は頸部腫脹，喉頭浮腫を合併することがある（❹）．ムンプスウイルス感染であり，安静と対症療法が主体である．内耳障害，髄膜炎，睾丸炎などの合併症もあり，予防接種が重要である．
- 化膿性唾液腺炎では耳下腺，顎下腺の圧迫により唾液管開口部から排膿を認めることがある（❺）．高齢者に多い．抗菌薬投与と同時に口腔内の清潔，湿潤の保持が大切である．膿瘍を形成し，切開排膿を必要とする場合もある．

❶ 耳下腺・顎下腺部に腫脹をきたす主な疾患

I. 炎症性疾患	II. 腫瘍性疾患	III. 特殊疾患
1. 急性唾液腺炎 　(1) 流行性耳下腺炎 　(2) 化膿性唾液腺炎 2. 慢性唾液腺炎 　(1) 反復性耳下腺炎 　(2) 線維素性唾液管炎 　(3) 唾石症 3. その他 　(1) 耳下腺結核 　(2) 放線菌症	1. 良性腫瘍 　(1) 多形腺腫 　(2) Warthin腫瘍 　(3) その他 2. 悪性腫瘍 　(1) 腺癌 　(2) 多形腺腫内癌 　(3) 腺様嚢胞癌 　(4) 扁平上皮癌 　(5) その他	1. Sjögren症候群 2. Mikulicz病 3. Küttner腫瘍 4. 軟部好酸球性肉芽腫症（木村病） 5. Heerfordt症候群 **IV. その他** 1. 唾液腺症 2. 耳下腺気腫 3. 嚢胞

慢性唾液腺炎：診断，治療のポイント・注意点[2)]

- 反復性耳下腺炎は3歳前後から発症し，男児に多い．抗菌薬，消炎鎮痛薬の投与を行う．多くは10歳前後で自然治癒する．無症状期にも口腔内を清潔に保ち，唾液分泌を促進させる．
- 線維素性唾液管炎では唾液管が拡張し，開口部から線維素塊が排泄される．線維素塊には好酸球浸潤を認める．アレルギーの関与が推察され，ステロイドや抗アレルギー薬の投与が有効な場合がある．

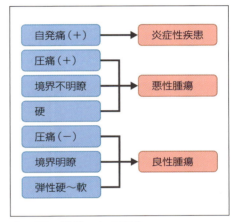

❷ 腫脹の性状による鑑別

- 唾石症は顎下腺に圧倒的に多く，摂食時の顎下部の腫脹，疼痛が特徴的である．まれに耳下腺あるいは耳下腺管に唾石を認める場合もある（❻）．

その他

- 放線菌症は耳下腺部の無痛性板状硬結として触知され，瘻孔形成を伴う場合がある．嫌気性グラム陽性放線菌感染により発症する．ペニシリン投与が第一選択となる．耳下腺だけではなく，顔面，頸部が好発部位である．
- 耳下腺結核は耳下腺内リンパ節炎として発症する場合が多い．多くは無痛性の硬結として触れるが，進行して瘻孔を形成する場合もある．過去に，耳下腺全体が暗赤色に腫脹し，一部に瘻孔を形成，表面に白苔を伴う例を経験した．耳下腺からの生検で診断がついた．

疾患	特徴的な臨床所見	治療
流行性耳下腺炎	顎下腺, 頸部も腫脹し, 喉頭浮腫をきたすことあり	対症療法, 場合によっては入院治療
急性化膿性唾液腺炎	唾液腺の発赤腫脹, 唾液管開口部から排膿	抗菌薬投与, 口腔内の清潔と湿潤保持
反復性耳下腺炎	3歳前後から発症, 男児に多い, 10歳前後で自然治癒	抗菌薬投与, 口腔内の清潔と湿潤保持
線維素性唾液管炎	唾液管開口部から線維素塊（好酸球浸潤）排泄	抗アレルギー薬, ステロイド投与
唾石症	顎下腺に多い, 摂食時の顎下部腫脹と疼痛	抗菌薬投与, 手術を必要とする例が多い
放線菌症	耳下腺部の無痛性板状硬結から瘻孔形成	抗菌薬（ペニシリンが第一選択）
耳下腺結核	無痛性硬結～瘻孔形成	抗結核薬

❸ 炎症性疾患の診断・治療

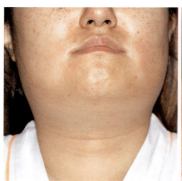
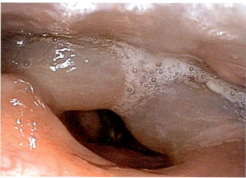

❹ 流行性耳下腺炎
25歳, 女性. 両側耳下腺, 顎下腺の腫脹と被裂粘膜の浮腫を認める.

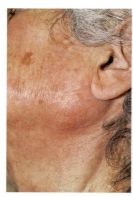
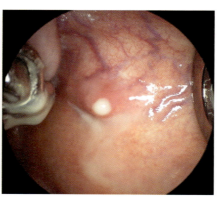

❺ 急性化膿性耳下腺炎
83歳, 女性. 左耳下腺の発赤腫脹と耳下腺管開口部からの排膿を認める.

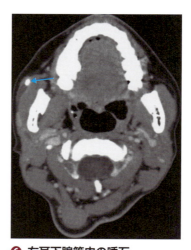

❻ 右耳下腺管内の唾石
48歳, 女性. 右咬筋前縁に結石を認め（矢印）, これより耳下腺側では耳下腺管が拡張している.

❼ 多形腺腫とWarthin腫瘍の比較

	年齢	性別	発生部位	硬さ	その他
多形腺腫	若年者にも発生	女性に多い	下極は少ない	弾性硬	悪性化あり
Warthin腫瘍	多形腺腫に比して高齢	男性に多い	下極に多い	弾性軟	両側・多発発生あり $^{99m}TcO_4^-$集積亢進

腫瘍性疾患

良性腫瘍：診断，治療のポイント・注意点

- 耳下腺からの発生が最も多い．
- 耳下腺原発では多形腺腫が最も多く，次いでWarthin腫瘍であり，両者には対照的な臨床所見が認められる（❼）[3]．

悪性腫瘍：診断，治療のポイント・注意点[4]

- 悪性腫瘍では，圧痛あり・境界不明瞭・弾性硬の場合が多い（❷）．
- 以下の所見は悪性腫瘍を強く疑わせる．
  - 顔面神経麻痺を伴う
  - 頸部リンパ節腫脹を伴う
  - 開口障害を伴う
  - 唾液瘻，潰瘍形成がある
  - 急速な発育
- 低悪性例では良性腫瘍との鑑別が困難で，病理組織検査結果を待たなければならないことがある．
- 顎下腺，小唾液腺では耳下腺に比して悪性の比率が高い．

特殊疾患（❽）[2]

Sjögren症候群

- 口腔乾燥症，乾燥性角結膜炎，リウマチ性関節炎を主徴候とする臓器特異的自己免疫性疾患である．病因として遺伝的要因，環境要因，免疫学的要因があげられる．
- 診断は診断基準によるが，診断基準を満たさない潜在患者も多い．
- 対症療法が主体である．感染により耳下腺腫脹が増強する場合は抗菌薬を投与する．
- 悪性リンパ腫への移行が認められるため，長期にわたる経過観察が必要である．

Mikulicz病[5]

- 涙腺，耳下腺，顎下腺の両側性腫脹を生じる疾患で，Sjögren症候群との関連性が問題となっていたが，近年ではIgG4関連疾患の一つとして定着している（「Column IgG4関連疾患」の❸〈p.168〉参照）[6]．
- 血液検査でIgG4が高値を示し，組織検査ではIgG4陽性形質細胞浸潤が認められる．

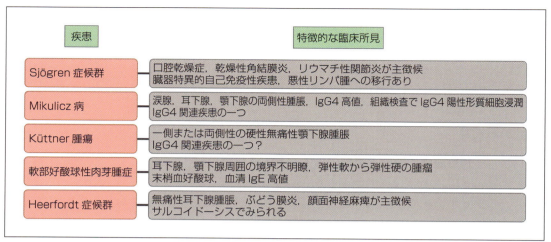

❽ 特殊疾患の診断

- 後腹膜線維症，自己免疫性膵炎などとの合併が多く，他科と連携しての診断，治療が必要である．

Küttner 腫瘍（慢性硬化性顎下腺炎）
- 一側または両側性の硬性無痛性顎下腺腫脹で，IgG4関連疾患の一つと考えられるが，確定までには至っていない．

軟部好酸球性肉芽腫症（木村病）
- 耳下腺，顎下腺周囲に境界不明瞭な弾性軟〜弾性硬の腫瘤を形成する．腫瘤に掻痒感を伴う場合もある．
- 末梢血好酸球，血清IgEが高値を示す．
- ステロイド，抗アレルギー薬を投与する．減量手術を行う場合もある．

Heerfordt症候群
- サルコイドーシスでみられる．無痛性耳下腺腫脹，ぶどう膜炎，顔面神経麻痺を主徴候とする．
- 確定診断には生検が必要である．

その他

唾液腺症
- 両側性無痛性唾液腺腫脹をきたす．
- 基礎疾患として摂食障害が多く，糖尿病，アルコール依存症などがある．その他，降圧薬や精神神経用薬剤の連用による例もある．

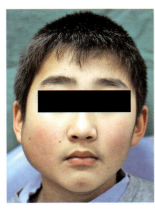
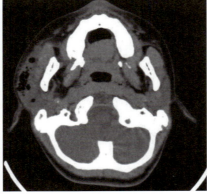

❾ 耳下腺気腫
12歳，男子．右耳下腺の軟性腫脹を認める．CTでは耳下腺内に気腫を認める．

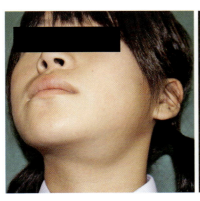
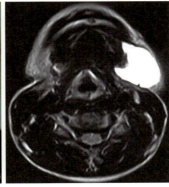

❿ 顎下型ガマ腫
13歳，女子．左顎下部に軟性腫脹を認める．

耳下腺気腫（❾）

- 口腔内を膨らますことが癖になっているなど，口腔内圧の上昇をきたす要因の反復により空気が耳下腺管内を逆流し，耳下腺内に気腫を形成する．小児に多いとされている．

囊胞性疾患

- 鰓原性耳下腺囊胞，顎下型ガマ腫（❿）などがある．

症　例

患者：79歳，女性．気管支喘息にて治療中，68歳時胃癌にて手術を受けた．

現病歴：2か月前に両顎下部の腫脹に気づき，X年6月26日当科を受診した．

初診：両側耳下腺，顎下腺にびまん性腫脹を認めた（⓫a）．自発痛，圧痛はなかった．口腔内は乾燥気味だが，乾燥感の訴えはなかった．

検査所見：IgG4 662 mg/dL（基準値：4.8〜105），白血球5,320，赤血球430×10⁴，Hb 13.0 g/dL，Ht 38.9 %．単純MRIにて左右耳下腺，顎下腺にびまん性腫大あり，内部は均一で，腫瘤は

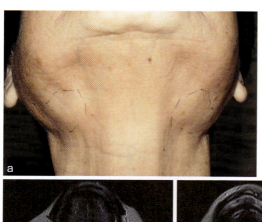
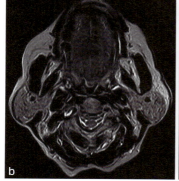
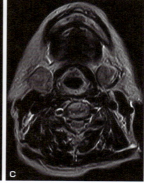

❶ 症例：IgG4関連Mikulicz病

認められなかった（❶b，c）．

診断：Mikulicz病．

経過：内科の精査で他臓器病変は認められず，当科と内科で経過観察中である．

> **ここがポイント！** 涙腺，唾液腺の持続的腫脹がMikulicz病の特徴．Sjögren症候群の唾液腺腫脹は反復性である．Mikulicz病は全身疾患の部分症であり，全身的検索が必要である．また，経過観察中に他臓器に病変が発症することがあるため，他科との連携は欠かせない．

（五十嵐文雄）

文献

1) 五十嵐文雄ほか．頸部腫瘤の臨床病理学的検討―入院患者の統計．耳鼻臨床 1994；87：1121-8.
2) 吉原俊雄．唾液腺炎．耳鼻咽喉科・頭頸部外科 2012；84：191-4.
3) 五十嵐文雄．耳下腺腫瘍症例の検討．歯学 2013；100：190-5.
4) 岡本美孝ほか．唾液腺の腫脹．耳鼻咽喉科・頭頸部外科 1994；66：113-20.
5) 氷見徹夫ほか．頭頸部領域のIgG4関連疾患．耳鼻臨床 2013；106：671-82.
6) Umehara H, et al. A novel clinical entity, IgG4-related disease（IgG4RD）：general concept and details. Mod Rheumatol 2012；22：1-14.

IgG4関連疾患

IgG4関連疾患とは

　IgG4関連疾患（IgG4-related disease：IgG4-RD）とは，21世紀に入り本邦より提唱された新しい疾患概念である．高IgG4血症とIgG4陽性形質細胞浸潤，線維化による腫瘤形成，肥厚性病変が特徴で，複数の臓器に病変が形成される．代表的なIgG4-RDであるMikulicz病は診断過程に耳鼻咽喉科医がかかわることが多く，その重要性は増している．

　IgG4-RDは全身疾患であり，病変を形成する臓器によって臨床症状や検査所見が異なる．代表的なものとして以下の3つがあげられ，それぞれについて臓器別診断基準が提唱された．
　①IgG4関連Mikulicz病
　②IgG4関連自己免疫性膵炎
　③IgG4関連腎臓病

IgG4関連疾患包括診断基準

　2009年度から2011年度の3年間にわたり活動した厚生労働省の2つの研究班の共同の研究結果としてIgG4関連疾患包括診断基準が公表されている（❶）．包括診断基準では悪性腫瘍との鑑別の重要性から，病理組織所見に重点をおいている．

　主たる病理組織所見は以下の①〜③であるが，その他④，⑤もしばしばみられる．
　①著しいリンパ球およびIgG4形質細胞の浸潤（❷a, b）
　②線維化，特に花筵様線維化（❷c）あるいは渦巻き様線維化
　③閉塞性静脈炎（❷d）
　④閉塞を伴わない静脈炎
　⑤好酸球の浸潤

❶ IgG4関連疾患包括診断基準

(1) 臨床所見：	単一または複数臓器に，び漫性あるいは限局性腫大，腫瘤，結節，肥厚性病変を認めること
(2) 血液所見：	高IgG4血症（135 mg/dL）を認めること
(3) 病理学的所見：	a. 著明なリンパ球，形質細胞の浸潤と線維化 b. IgG4/IgG陽性細胞比40％以上かつIgG4陽性形質細胞が10/HPFを超えること

1＋2＋3：確診群　　1＋3：準確診群　　1＋2　疑診群

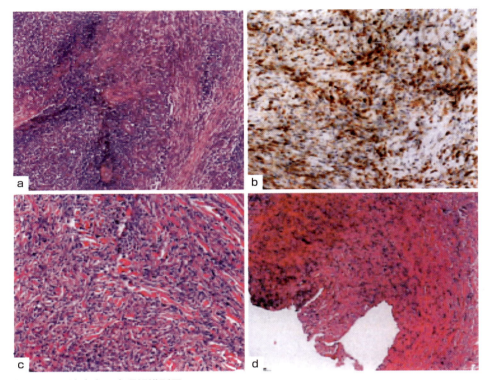

❷ **IgG4関連疾患の病理組織所見**
a：高度リンパ球，形質細胞浸潤．b：IgG4染色ではIgG4陽性形質細胞浸潤を認める．c：花筵様線維化．d：閉塞性静脈炎．

（日本口腔・咽頭科学会監修．口腔咽頭の臨床．第3版．医学書院；2015[1]より）

❸ **IgG4関連涙腺唾液腺炎　IgG4-Mikulicz病の診断基準**

(1) 3か月以上続く，涙腺・耳下腺・顎下腺のうち2領域以上の対称性の腫脹
(2) 血清IgG4高値（135 mg/dL以上）
(3) 病理組織では特徴的な組織の線維化と硬化を伴い，リンパ球とIgG4陽性形質細胞の浸潤を認める（IgG4/IgG＞0.5）
(1) + (2) または (1) + (3) で診断する

（Masaki Y, et al. J Rheum 2010[2]より）

IgG4関連Mikulicz病の診断（❸）

　　IgG4関連Mikulicz病が疑われる場合，他の頭頸部腫瘍を鑑別することが基本である．典型的な症状であれば診断はさほど難しくないが，Sjögren症候群やサルコイドーシス，多発血管炎性肉芽腫症，リンパ増殖性疾患，悪性リンパ腫などは慎重に除外する必要がある．また，IgG4関連Mikulicz病は比較的生検が容易な臓器であり，極力生検を行い，診断を行うことが重要である．

　　IgG4関連Mikulicz病はさまざまな合併症が時間的，空間的に多発発症することが

❹ IgG4関連Mikulicz病の腺外臓器障害

後腹膜線維症	23.4%	肺病変	8.4%	肝病変	2.8%
I型自己免疫性膵炎	22.4%	気管・気管支病変	5.6%	下垂体炎	1.9%
IgG4関連腎臓病	20.6%	乳腺炎	2.8%	甲状腺炎	0.9%
前立腺炎	9.3%	神経周囲炎	2.8%	皮膚病変	0.9%

（氷見徹夫. 日耳鼻 2014[3] より）

ある．頻度としては自己免疫性膵炎，間質性腎炎，後腹膜線維症，呼吸器病変があげられ，Mikulicz病の10～20％で認められる（❹）．また悪性疾患の合併にも注意が必要で，近年IgG4-RDを基盤に発症した悪性リンパ腫の報告もみられ，常に念頭におくことが重要である．

　IgG4-RDは診断に耳鼻咽喉科医がかかわることが多く，今後より低侵襲な方法で早期に診断することが求められると考える．

（高橋奈央）

文献

1) 日本口腔・咽頭科学会監修. 口腔咽頭の臨床. 第3版. 医学書院；2015.
2) Masaki Y, et al. IgG4-related diseases including Mikulicz's disease and sclerosing pancreatitis：Diagnostic insights. J Rheum 2010；37：1380-5.
3) 氷見徹夫. 耳鼻咽喉科領域のIgG4関連疾患. 日耳鼻 2014；117：1438-47.

- Wallace ZS. IgG4-related disease：Clinical and laboratory features in 125 patients. Artiritis Rheumatol 2015；67：2466-75.
- 日本シェーグレン症候群学会編. シェーグレン症候群の診断と治療マニュアル. 改訂第2版. 診断と治療社；2013.

5章 顔面・頸部

30 頸部腫脹（首が腫れる）

外来で想定，説明すべき5大疾患！

1. 腫瘍性疾患
   ① 悪性腫瘍の頸部リンパ節転移
   ② 悪性リンパ腫
   ③ 頭頸部良性腫瘍（唾液腺腫瘍，甲状腺腫瘍など）
2. 非腫瘍性疾患
   ④ 炎症性疾患（リンパ節炎，頸部膿瘍，リンパ節結核など）
   ⑤ 囊胞性疾患（側頸囊胞，リンパ管腫など）

診断のポイント

① 問診・視診・触診までで，腫瘍性疾患なのか非腫瘍性疾患なのかを大別
② 適切な血液学的検査，画像検査，組織診および重症度，緊急度の判断
③ 見逃してはならない疾患は主に悪性腫瘍，膿瘍，結核

重大疾患の徴候

① 増大傾向のある無痛性腫瘤は悪性疾患（悪性腫瘍の頸部リンパ節転移，悪性リンパ腫）を疑う．
② 悪性腫瘍の既往や喫煙歴がある症例，また大酒家や免疫抑制剤内服中の症例では，悪性疾患を念頭におく．
③ 触診で硬く触れる場合は悪性疾患を疑う．
④ びまん性に触れたり圧痛を伴ったりする場合は非腫瘍性疾患であることが多い[1]．
⑤ 膿瘍形成や気道圧迫を伴う炎症性疾患は緊急性が高い．
⑥ 頸部リンパ節結核は非常にまれであるが，念頭におくべきである．

場面による注意点

- 頸部腫脹を主訴に患者が来院した場合，悪性疾患を見逃すことが最大のヒヤリハットである．いたずらに悪性の可能性を患者に伝えるのは良くないが，医師は常に念頭におくべきである．
- 強い炎症反応や摂食障害，開口障害，呼吸苦，強い圧痛などを伴う炎症性疾患は，緊急性が高いと判断して迅速に対応するべきである．
- CTで内部に低吸収域を伴うリンパ節を認めた場合は，リンパ節結核も念頭におく．

患者の年齢・性別・気質による対応

- 小児では非腫瘍性疾患がほとんどであり，リンパ節炎や川崎病，リンパ管腫，甲状舌管囊胞などが鑑別となる．若年者ではウイルス性急性炎症に伴う頸部リンパ節炎

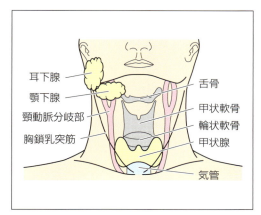

❶ 頸部触診：解剖学的正常構造物

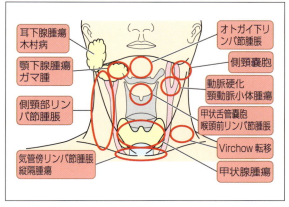

❷ 頸部触診：部位別疾患

や囊胞性疾患に感染を伴った場合などが多く，高齢者では頸部膿瘍や悪性腫瘍の頻度が高くなる．
- 悪性腫瘍の症例はほとんどが男性だが，飲酒，喫煙などの嗜好歴があったり，慢性貧血や骨髄異形成症候群などの血液疾患の既往がある場合は女性も要注意である．
- 初期対応としてまず消炎を図り，改善がない場合に悪性を疑っていくという手法は有用であるが，その間にdrop outしないよう説明を加えることは大事である．

検査・診断の注意点

- 問診で重要なのは病悩期間（急速増大かどうか），既往歴（膠原病や結核，内臓悪性腫瘍，免疫不全状態の有無など），嗜好歴（飲酒，喫煙など）の確認である．
- 視診・触診で重要なのは解剖学的位置，大きさ，硬さ，可動性，圧痛・熱感の有無である．触診によってある程度鑑別疾患を頭に浮かべることは重要である（❶，❷）．
- 喉頭ファイバースコピーは口腔，上中下咽頭，喉頭を隅々まで観察することが大事であり，隆起・潰瘍・粘膜不整・左右差などを検索する．必要があればKillian変法（「19. 嚥下痛」の❹〈p.108〉参照）を用いる．
- 以上の情報に基づいて適切な画像検査，組織診，血液学的検査を行っていく（❸，❹）[2,3)]．検査の緊急性は症例や施設の都合にもよるが，膿瘍であれば当日緊急検査が望ましく，腫瘍性疾患であれば❺を参照．
- 組織診は，通常は画像検査の後に行うべきである．組織診による副損傷を回避するためである．また，いたずらな開放生検は回避し，穿刺細胞診を先行するべきである．
- CTまたはMRIにおいて，スクリーニング目的でない限りは造影剤を回避する理由はない．ただし喘息の既往，腎機能障害・アレルギー・ペースメーカーの有無，妊娠の可能性，患者の了承は必ず確認すること．

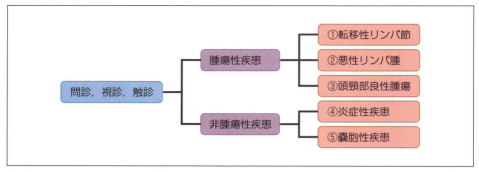

❸ "頸部腫脹" 診断フローチャート

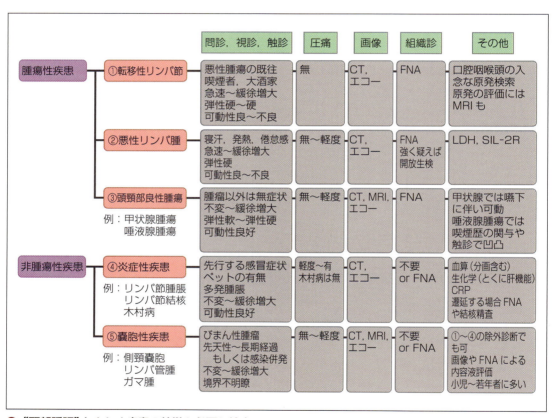

❹ "頸部腫脹" をきたす疾患の特徴と必要な検査
FNA：穿刺細胞診．

具体的なケーススタディ

- 62歳，女性．悪性リンパ腫（❻）．側頸嚢胞または原発不明癌頸部リンパ節転移を疑い摘出術を施行（矢印），術中迅速病理にて上記診断であり，手術を終了した．
- 38歳，男性．精巣癌のVirchow転移（❼）．精巣癌治療後の後発転移であり（矢印），

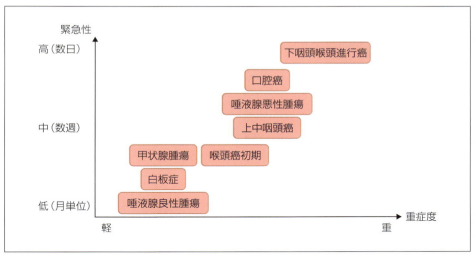

❺ 頭頸部腫瘍の重症度と緊急性

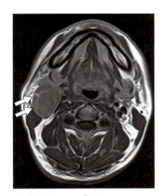

❻ 悪性リンパ腫

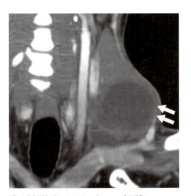

❼ 精巣癌のVirchow転移

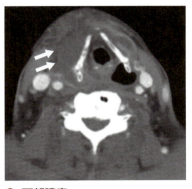

❽ 頸部膿瘍

摘出術を施行した.

- 66歳，男性．頸部膿瘍（❽）．縦隔まで降下する膿瘍（矢印）であり，緊急で切開排膿，洗浄を施行した．
- 29歳，女性．頸部リンパ節結核（❾）[4]．診断がつかず摘出術を施行，永久病理にて上記診断となった．

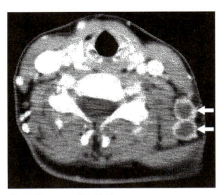

❾ 頸部リンパ節結核

（鈴木啓誉ほか．耳展 2011[4] より）

症　例

患者：50歳，男性．

現病歴：2年ほど前から左頸部腫瘤を自覚し，徐々に増大してきたので受診した．これ以外に症状はない．喫煙歴は20本/日×30年，飲酒はビール1.5L/日．

初診：左頸部に40 mm大の弾性硬腫瘤を触知，可動性良好，圧痛は認めなかった．CTでは❿のように囊胞性疾患を疑う腫瘤を認めたが，それ以外には所見を認めず，MRIでも同様であった．囊胞性腫瘤からの穿刺細胞診では細胞成分を採取できなかった．

診断：側頸囊胞または原発不明頸部リンパ節転移．

経過：全身麻酔下に囊胞摘出術を施行．特に周囲組織との癒着は認めなかったが，迅速病理にてSCCであった．そこでもう一度よく咽喉頭を診察したところ，左扁桃にわずかに硬結を認めたため，頸部郭清術と左扁桃摘出術を施行した．永久病理にて扁桃にもSCCを認めたため，最終診断は中咽頭癌（左側壁型，SCC）T1N2aM0となった．

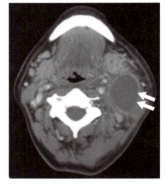

❿ 症例：中咽頭癌

> **ここがポイント！** 画像からは側頸囊胞でも全く矛盾のない所見．実際この症例では悪性は否定的と考えていたが，腫瘍の部位，増大速度，嗜好歴からは悪性も否定できず，迅速病理結果次第で頸部郭清や咽喉頭の精査を念頭において手術に臨んだので，結果的には必要十分な手術となった．準備が不足している場合は，一度仕切り直して後日手術するのも考慮すべきである．

（松山　洋）

文献

1) 吉崎智一．上深頸部腫脹．MB ENTONI 2008；85：41-7．
2) 森田真也ほか．頸部の腫れへのアプローチ．MB ENTONI 2008；89：1-7．
3) 沼田　勉．各種画像検査法による鑑別．今野昭義編．頭頸部腫瘍外来．耳鼻咽喉科外来シリーズ3．メジカルビュー社；2000．p.8-18．
4) 鈴木啓誉ほか．関節リウマチに対する抗TNF薬投与中に認められた頸部リンパ節結核症例．耳展 2011；54：146-50．

5章 顔面・頸部

31 顔面神経麻痺
（顔が動かない，顔が曲がる）

外来で想定，説明すべき5大疾患！
① Bell麻痺
② Hunt症候群
③ 外傷性，手術損傷性
④ 腫瘍性
⑤ 耳炎性

診断のポイント（①）
① Bell麻痺，Hunt症候群は，膝神経節におけるウイルス再活性化に始まる側頭骨内の顔面神経障害
② Bell麻痺とHunt症候群が上位70％を占める
③ Bell麻痺は，顔面神経麻痺（顔面麻痺）以外の症候を伴わない．除外診断に鑑別疾患をより多く用意することが診断を正確にする

重大疾患の徴候
① 顔面のみの評価は不適切．側頭骨の破壊性病変を見逃さないため耳内所見は必須．
② 糖尿病の高齢患者は，難治性外耳道炎を除外．
③ 鼓膜，外耳道の剥離困難な白苔は，結核性の可能性．
④ 発症日が不明瞭な麻痺は，腫瘍性の可能性．
⑤ 特定の神経枝が障害された部分麻痺は，耳下腺悪性腫瘍を疑う．
⑥ Bell麻痺でも10％は予後不良．早期に予後判定．

場面による注意点

- 日常診療の場面では，詳細に問診する．誘因となる疾患の既往，外傷の有無，発症からの時間的経過，顔面麻痺以外の随伴症状の有無を聞き逃さない．
- 救急外来では中枢性病変の除外が重要である．中枢性の顔面麻痺は脳血管障害によるものが多く，顔面神経核よりも中枢の障害（核上性）では顔面麻痺に同側の片麻痺を伴い，顔面神経核のある橋病変では顔面麻痺同側の外転神経麻痺に対側の片麻痺を伴う．中枢性の麻痺は，随伴症状の有無に注目する．
- 額のしわ寄せが保たれることが核上性と末梢性との鑑別点として強調されているが，それは完全麻痺の場合であり，軽度麻痺の場合には左右差が顕著でないことがある．
- 発症から受診までのタイミングにより対応が異なる．発症後，ごく早期の軽度麻痺

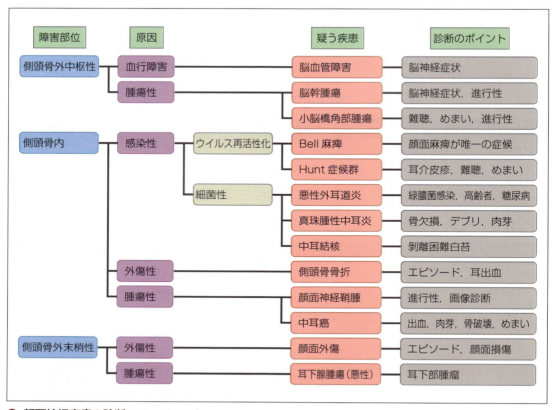

❶ 顔面神経麻痺の診断フローチャート

の見落としに注意し，7〜10日目までは麻痺の進行に留意する．数日で高度麻痺になる可能性や，Bell麻痺からHunt症候群へと診断が変わる可能性を念頭におく．
- 軽度の麻痺の有無は，強閉眼時の眼裂のしわの左右差によりわかりやすい．
- 発症1か月以内では神経浮腫，骨管内の絞扼，虚血が生じるために神経変性の進行を食い止める治療が主体で，神経変性完了後1年間までは再生を促す治療が主体になる．
- 外傷性顔面神経麻痺では，側頭骨骨折受傷直後（即発性）から麻痺がみられる場合と，24時間以上経過してみられる場合（遅発性）とに分かれる．後者は予後良好であるが，前者は予後不良で外科的治療を念頭において対応する．

患者の年齢・性別・気質による対応

- 一般外来を受診する顔面麻痺のほとんどは末梢性の顔面神経麻痺で，Bell麻痺が60％，Hunt症候群が10〜15％と上位を占める．
- Bell麻痺での単純ヘルペスウイルス（HSV-1），Hunt症候群での水痘・帯状疱疹ウイルス（VZV）の関与を念頭において加療する．
- マダニが媒介するスピロヘータ（*Borrelia burgdorferi*）による感染症で顔面神経麻

❷ 顔面神経麻痺診断のための検査法

原因診断	神経耳科学的検査		聴力検査，聴性脳幹反応，平衡機能検査
	画像診断		単純X線検査（耳，内耳道，胸部），CT，MRI
	血液検査		末梢血算定，糖尿病検査，肝機能検査
	ウイルス学的検査		血清ウイルス抗体の測定〔補体結合反応（CF），EIA法〕，PCR法
	その他		検尿，便潜血，骨髄検査
障害程度診断	顔面運動評価法		40点法（柳原法），House-Brackmann法，Sunnybrook法
	電気生理学的検査	筋電図記録なし	・神経興奮性検査（NET） ・最大刺激検査（MST） ・強さ-時間曲線（S-D curve）
		筋電図記録あり / 刺激なし	筋電図（EMG）
		筋電図記録あり / 刺激あり	・誘発筋電図（evoked EMG） ・Electroneurography（ENoG） ・磁気刺激誘発筋電図（TMS） ・逆行性顔面神経誘発電位（AFNR） ・瞬目反射（BR） ・運動神経伝導速度（MCV） ・神経伝導速度分布（DNCV）
	その他		涙腺機能検査，唾液腺機能検査 アブミ骨筋反射（SR），電気味覚検査（EGM）
障害部位診断			涙腺機能検査，唾液腺機能検査 アブミ骨筋反射（SR），電気味覚検査（EGM）

（青柳　優．顔面神経麻痺診療の手引—Bell麻痺とHunt症候群．2011年版．金原出版；2011．p.15-8[1]）より）

- 痺をきたす疾患にライム病がある．
- マダニが媒介する感染症は，近年日本でも増加が懸念されており，地球温暖化，農業・林業にまつわる環境の変化との関連が推測されている．患者の活動範囲や，職業にも気を配る．
- 非常にまれとされるが，神経毒による食中毒で顔面神経麻痺が報告されている．

検査・診断の注意点

- 検査法は，原因診断，障害程度診断，障害部位診断，と大きく3つに分類される（❷）．

原因診断

- 顔面のみにとらわれず，耳，鼻，口腔，咽喉頭，頸部についても怠りなく所見をとる．
- Hunt症候群では，外耳道，耳介の発赤，腫脹，水疱形成（❸），口蓋の粘膜疹（神経走行に沿う）を観察する．時に声帯麻痺を伴い誤嚥の原因となる．

画像診断

- 側頭骨骨折の評価にはCTが有用である．
- MRIにより，側頭骨外病変中枢（小脳橋角部腫瘍，脳幹の腫瘍性病変・血管性病

変), 側頭骨内病変(中耳真珠腫, 顔面神経鞘腫, 中耳炎), 側頭骨外病変末梢(耳下腺腫瘍)の除外を行うことができる.
- MRIによってBell麻痺, Hunt症候群の鑑別はできない.
- MRIにより肥厚性脳硬膜炎がみられた場合は, 抗好中球細胞質抗体(ANCA)関連血管炎を疑う. 全身の小血管の壊死性血管炎で, 生命の危険をきたしうる. 滲出性中耳炎, 高度感音難聴を伴うことがある.

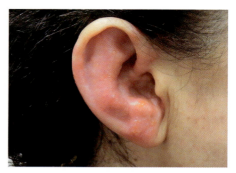

❸ 耳ヘルペスによる耳介発赤と水疱形成

ウイルス学的検査
- Bell麻痺ではHSV-1の再活性化が病因として考えられているが, ウイルス抗体価の検査からは診断できない.
- Hunt症候群では初診時と2〜3週間後のVZVウイルス抗体価を比較することでウイルスの再活性化が診断できる.
- 無疱疹性帯状疱疹(ZSH)をBell麻痺と鑑別するために, Bell麻痺と思われる症例にVZVウイルス抗体価検査を行うことは有用である.
- ヒト免疫不全ウイルス(HIV)によって顔面神経麻痺を生じることがある.

障害程度診断
- 障害程度診断は, 顔面運動評価法, 電気生理学的検査, その他, に分かれる.

顔面運動評価法
- 麻痺の程度を高い再現性で評価し, 経過を記録し情報を共有する.
- 顔面神経麻痺の評価方法には, 主として40点法(柳原法)❹, House-Brackmann法が用いられる.
- 両者には互換性がありどちらも使いやすいが, 40点法には顔面神経麻痺の後遺症の評価項目がない.
- 40点法では, Bell麻痺において麻痺が最も悪化した時点で10点以上であると, 予後良好と推察できる.

電気生理学的検査
- 膝神経節から始まった神経変性が顔面神経管を出た末梢まで完成する発症後7〜10日目以降で評価する.
- 電気生理学的検査として, 神経興奮性検査(nerve excitability test: NET), 神経

	4点：ほぼ正常	2点：部分麻痺	0点：高度麻痺

```
安静時非対称   4  2  0      鼻翼を動かす     4  2  0
額のしわ寄せ   4  2  0      頬をふくらます   4  2  0
軽い閉眼       4  2  0      口笛             4  2  0
強い閉眼       4  2  0      イーと歯を見せる 4  2  0
片目つぶり     4  2  0      口をへの字に曲げる 4  2  0
```

❹ **表情筋スコア：40点法（柳原法）**

電図検査法（electroneurography：ENoG）が一般的に行われる．
- ENoG値＜10〜15％は保存治療では予後不良のため，顔面神経減荷術を考慮する[2]．

その他
- アブミ骨筋反射：Bell麻痺，Hunt症候群の全経過でアブミ骨筋反射陽性例は，予後良好例が多い．

障害部位診断
- 側頭骨内の顔面神経は膝神経節で大錐体神経，垂直部でアブミ骨筋神経，鼓索神経を分枝し，それぞれ涙液分泌，アブミ骨筋反射，舌前2/3の味覚機能をつかさどる．
- 各分枝の機能検査結果を比較することで，障害部位診断ができる．Bell麻痺，Hunt症候群では臨床的意義は小さいが，側頭骨骨折による外傷性麻痺では減荷部位の術前評価に有用である．

症　例

患者：26歳，男性．
主訴：反復性右顔面神経麻痺，内耳道内MRI異常陰影．
家族歴：特記すべきものなし．
既往歴：気管支喘息．
現病歴：[20歳]右顔面神経麻痺．近医病院でBell麻痺として加療し治癒．[22歳]右顔面神経麻痺．再度同病院でBell麻痺として加療し治癒．[26歳]難聴を伴わない回転性めまいを主訴に他院受診．左向き水平回旋混合性，自発，頭位眼振を認め精査加療目的に，顔面神経麻痺を加療したのと異なる病院で入院加療開始．直後より右顔面神経麻痺を発症し，ステロイド，血管拡張薬，ビタミン剤で加療し，顔面神経麻痺，めまいは治癒した．頭部MRIにて，

内耳道に異常陰影を指摘されたため，大学病院を紹介され受診．

初診：両側鼓膜所見正常，表情筋スコアは40点法で満点，純音聴力検査閾値正常，アブミ骨筋反射両側陽性，神経興奮性検査（NET）左右差なし．頭部MRIでは，右顔面神経膝神経節に腫大を認め一部内耳道内に突出していた．

経過：画像所見からは顔面神経鞘腫と診断されたが，その後は顔面麻痺，難聴，めまいを生じることなく，MRIによって定期的に経過観察中．

> **ここがポイント**
> Bell麻痺として加療，治癒した反復性顔面神経麻痺．Bell麻痺は除外診断．MRIによる評価が推奨される．
> 　本症例は，その都度，後遺症を遺すことなく治癒し，進行性の病変だと思わせる要素が少ないところがピットフォールである．

（佐藤　斎）

文献

1) 青柳　優．顔面神経麻痺の診断．日本顔面神経研究会編．顔面神経麻痺診療の手引—Bell麻痺とHunt症候群．2011年版．金原出版；2011．p.15-8．
2) Takemoto N, et al. Prognostic factors of peripheral facial palsy：Multivariate analysis followed by receiver operating characteristic and Kaplan-Meier analyses. Otol Neurotol 2011；32：1031-6.

顔面痙攣

外来で想定，説明すべき5大疾患！

① 疲労時の眼瞼痙攣
② 腫瘍，血管や頭蓋骨奇形による顔面神経根領域の圧迫
③ 末梢性顔面神経麻痺の後遺症
④ 破傷風による強直性痙攣
⑤ 原因不明

臨床所見

通常，一側性，不随意的な顔面筋の痙攣が間欠的に起こり，痙攣時以外，筋は弛緩している．緊張，ストレス，疲れ，強い閉眼などの顔面筋の運動などで誘発されやすく，眼周囲の痙攣症状から始まり，頬，額，口，顎へと症状が広がる．

重症化すると痙攣が持続し，目や口周囲の痙攣が同期的に起こる．長期化すると，痙攣のないときに顔面麻痺がみられることがある．また，顔面痙攣時の耳鳴は，顔面神経支配のアブミ骨筋の異常収縮運動を示唆し，特徴的な付随症状である[1]．

重大疾患の徴候

原因として最も多いのは脳血管による神経圧迫症候群であるが，脳腫瘍，動脈瘤や血管奇形などが原因となることもあり，頭痛や嘔気，他の神経脱落症状を認める際はMRI/MRAを用いた頭蓋内精査を行う．

開口障害や強直性痙攣を伴う場合は，まれではあるが破傷風の可能性もある．

場面による注意点

顔面神経麻痺が完治しなかった不完全治癒例で，麻痺発症6か月後ごろから顔面痙攣が発現することがある．瞬目と同時に口角がピクピクと痙攣のように動くことがある．顔面神経麻痺の既往の有無を確認することが重要である[2]．

破傷風は初期に開口障害，強直性痙攣が起こるといわれているが，早期に診断し適切な治療および処置を行わなければ，死亡率が高い感染症である．非常に少ないがその初発症状や経過観察中に片側の顔面痙攣を認めた報告があるので，注意を要する[3]．

患者の年齢・性別・気質による対応

中年以降の動脈硬化素因をもつ症例に多い傾向があるが，まれな若年発症例では血管や頭蓋骨奇形の有無を確認する．

検査・診断の注意点

生理学的検査：片側顔面痙攣では，顔面神経の分枝である眼窩上神経を電気刺激すると口輪筋から異常な連合反応（lateral spread response：LSR）が認められる．

画像検査：顔面神経根の出口領域（root exit zone：REZ）への血管圧迫（未髄鞘部位への圧迫）や，近傍腫瘍などの精査のため，MRI/MRAを行う．多くは前下小脳動脈や後下小脳動脈が責任血管となっている．近年では責任血管の同定や顔面神経との解剖学的な位置関係の把握にCISS画像などが用いられている．

治療

治療法に関して明確な選択基準はなく，患者の意思を尊重して決定する．

経過観察：患者が治療を希望しない場合は，ストレスの軽減・回避などについて説明する．

薬物療法：緊張やストレスで症状が誘発されたり悪化するため，カルバマゼピン内服を試みる．

ボツリヌス毒素局所注射療法：本邦では2000年に認可され，第一選択の治療法となった．ボツリヌス毒素は神経終末端からのアセチルコリン放出を抑制することにより筋収縮を抑制する．効果は3〜4か月持続するが定期的な投与を要する．

神経血管減圧術（Jannetta手術）：後頭開頭により小脳橋角部で顔面神経を圧迫する血管を剥離圧排して，顔面神経の減圧をする．最も留意する合併症は聴神経の牽引による聴力障害である．

（大島伸介）

文献

1) 岡田芳和ほか．神経・筋疾患の病態と診断・治療（III）顔面痙攣．医学と薬学 2012；68：393-8.
2) 村上信五．非回復性麻痺と後遺症の治療．日本顔面神経研究会編．顔面神経麻痺診療の手引き―Bell麻痺とHunt症候群．2011年版．金原出版；2011．p.98.
3) 大儀和彦ほか．開口障害及び片側顔面攣縮を伴った破傷風の1例．日口外誌 2002；48：370-3.

5章 顔面・頸部

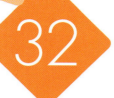

32 頭痛（頭が痛い）

外来で想定，説明すべき4大疾患！
① 一次性頭痛（片頭痛，緊張型頭痛など）
② 鼻副鼻腔疾患（急性・慢性副鼻腔炎，副鼻腔嚢胞，副鼻腔腫瘍など）
③ 咽頭とくに上咽頭の炎症や腫瘍性疾患
④ 側頭動脈炎

診断のポイント
① 器質的疾患のある頭痛か
② 危険な頭痛を見逃さない
③ 国際頭痛分類第3版β版の診断基準を参考にする（❶）[1, 2]

重大疾患の徴候
① 脳内病変による危険な頭痛の発症様式は突然性，急性，亜急性である（❷）.
② 発熱や嘔吐を伴うもの，咳やいきみで頭痛が増悪するもの，めまいを伴うものには注意.
③ 高齢者では過去の頭部外傷歴も確認.
④ ごく軽度でも意識障害があったり，局所神経徴候や項部硬直があれば，危険な疾患の可能性がある.

場面による注意点

- 頭痛を主訴に受診した医療機関で頭部CTやMRIで異常がないといわれ，耳鼻咽喉科領域の原因検索に受診する場合でも，頭蓋内病変以外の副鼻腔病変の異常は検査

❶ 国際頭痛分類第3版β版（ICHD-3β）

第1部：一次性頭痛
1. 片頭痛
2. 緊張型頭痛
3. 三叉神経・自律神経性頭痛
4. その他の一次性頭痛疾患

第2部：二次性頭痛
5. 頭頸部外傷・傷害による頭痛
6. 頭頸部血管障害による頭痛
7. 非血管性頭蓋内疾患による頭痛
8. 物質またはその離脱による頭痛
9. 感染症による頭痛
10. ホメオスターシス障害による頭痛
11. 頭蓋骨，頸，眼，耳，鼻，副鼻腔，歯，口あるいはその他の顔面・頭蓋の構成組織の障害による頭痛あるいは顔面痛
12. 精神疾患による頭痛

第3部：有痛性脳神経ニューロパチー，他の顔面痛およびその他の頭痛
13. 有痛性脳神経ニューロパチーおよび他の顔面痛
14. その他の頭痛性疾患

国際頭痛学会が発表，2013年に改訂のβ版が出て日本語訳とともにウェブ上に公開．一次性頭痛は症候名がそのまま疾患名となるものである．二次性頭痛は脳血管疾患，眼科・耳鼻咽喉科領域疾患など器質的疾患のある頭痛を表す．

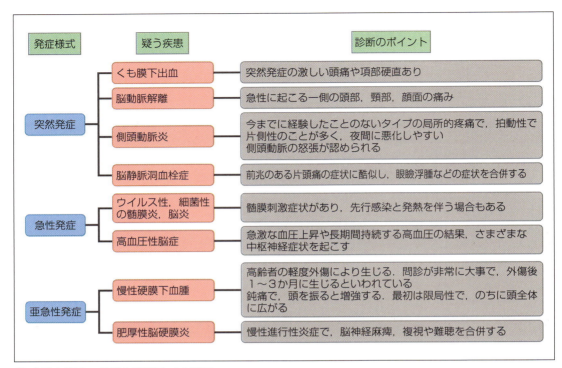

❷ 危険な頭痛の特徴と確認すべき所見

- されていない場合もあり，副鼻腔疾患の除外は重要である．
- さらに，一次性頭痛であってもCTやMRIで器質的病変を否定されただけで，正確な診断がなされないまま漫然と鎮痛薬で対症的治療が行われている場合もある．
- 咽頭，とくに上咽頭の炎症や腫瘍性疾患に起因する頭痛も耳鼻咽喉科でしか診断がなされないため，原因がないか確認することが必要である．
- 慢性の経過をたどる疾患は危険な頭痛になりにくい．

患者の年齢・性別・気質による対応[3]

- 小児における頭痛で注意するものは，頭蓋内腫瘍，髄膜炎などのウイルス性疾患である．増悪する頭痛や発熱，嘔吐を伴い，咳やいきみで頭痛が増強するものは早急な検査が必要である．
- 小児良性発作性めまいは，数分～数時間で自然軽快する頻回の前ぶれのない回転性めまい発作を繰り返すもので，後年片頭痛に移行することがある．片頭痛の家族歴をもつ場合もある．めまい精査のため，耳鼻咽喉科を受診することもあるため注意が必要である．
- 成人女性の片頭痛の有病率は男性の3.6倍で，とくに20歳代から40歳代の女性での有病率が高い．さらに，50％は片頭痛発作が月経周期と関連して起こる．

❸ 片頭痛の診断基準の要点

病態生理学的に脳の神経回路，神経核の過敏が原因とされている．頻度は1か月に1～2回程度で，高齢化に伴い少なくなる

以下の3項目を満たす
A. 持続時間
- 4時間～3日間：高齢化に伴い長時間に

B. 以下の4つの特徴のうち2つ以上
- 若いうちは片側性，小児は両側性
- ズキズキ痛む
- 日常生活に支障をきたす痛み
- 体位の変換や運動で痛みが増強

C. 頭痛発作中に少なくとも以下のどちらかあり
- 光，音，においに敏感
- 吐き気，嘔吐，小児ではめまい，乗り物酔い

- 高齢者では，頭部外傷歴がないかどうか，注意深く問診する．
- 高齢者の頭痛では二次性頭痛の占める割合が多い．最近では抗血小板薬，抗凝固薬を服用中の患者も多いため，慢性硬膜下血腫に注意が必要である．
- めまいを主訴に耳鼻咽喉科を受診する患者のなかには頭痛を伴うものがあり，片頭痛関連めまいという概念がある．反復するめまい発作に光過敏や音過敏と片頭痛症候が伴うため，片頭痛の診断基準の理解が必要となる．

検査・診断の注意点

- まず，緊急性のある頭痛を除外することが必要である（❷）．診察時の重症度のみで判断しない．発症様式に注目して，ごく軽度の意識障害を見逃さないようにする．家人に，いつもと違わないか確認する．さらに，脳神経障害の有無や項部硬直の有無に注意を向ける．
- 器質的疾患のある頭痛である二次性頭痛をまず考え，とくに耳鼻咽喉科領域での原因を検索する．鼻咽腔ファイバースコープによる鼻内とくに副鼻腔への排泄路からの分泌物，咽喉頭とくに上咽頭周囲の観察により，炎症や悪性腫瘍の有無を確認する（症例参照）．耳鼻咽喉科領域の所見のみならず，首から上のすべての部分の所見の有無に注意を払う．
- 二次性頭痛でないと考えられた場合，症候名が疾患名である一次性頭痛であるか診断基準に沿って診断する（❸～❺）．そのためには，局所所見だけでなく，頭痛の部位，性状，誘因など問診が重要である．

鼻副鼻腔疾患による頭痛[4]

- 前頭洞と前篩骨洞病変で前頭部痛が，後篩骨洞，蝶形骨洞病変では頭頂部，後頭部痛が生じることが一般的で，頭重感を伴うことも多い．
- 原因は急性副鼻腔炎，慢性副鼻腔炎急性増悪，副鼻腔真菌症，嚢胞の化膿によるもの，悪性腫瘍によるものが主である．

❹ 片頭痛スクリーナー

問　過去3ヵ月にあった頭痛について，4段階評価してください
1. 歩行や階段の昇降など日常的な動作によって頭痛がひどくなることや，あるいは動くよりじっとしている方が楽だったことはどれくらいありましたか？ 　　　□なかった　　□まれ　　□ときどき　　□半分以上
2. 頭痛に伴って吐き気がしたり胃がムカムカすることがどのくらいありましたか？ 　　　□なかった　　□まれ　　□ときどき　　□半分以上
3. 頭痛に伴ってふだん気にならない程度の光がまぶしく感じることがどれくらいありましたか？ 　　　□なかった　　□まれ　　□ときどき　　□半分以上
4. 頭痛に伴って臭いが嫌だと感じることがどれくらいありましたか？ 　　　□なかった　　□まれ　　□ときどき　　□半分以上
判定方法 1～4の質問の2項目以上で「ときどき」あるいは「半分以上」と回答した場合を「片頭痛陽性」と判定する

日本頭痛学会の頭痛医療推進委員会が監修した簡易問診．感度74％，特異度85％，的中率91％の結果．

❺ 緊張型頭痛の診断基準の要点

片頭痛の診断基準を満たさない一次性頭痛のほとんどを占め，有病率は30～78％と高い．触診により頭蓋周囲の圧痛が増強する所見が最も重要で，頭痛の発現中はさらに悪化する

以下の3項目を満たす
- A. 持続時間
  - 30分～7日間
- B. 以下の4つの特徴のうち2つ以上
  - 両側性
  - 性状は圧迫感または締めつけ感
  - 日常生活に支障をきたすほどでない軽度～中等度の痛み
  - 体位の変換や運動で痛みが増強しない
- C. 頭痛発作中に以下の両方を満たす
  - 光，音への過敏はあってもどちらか一方
  - 吐き気，嘔吐はなし

- ステロイド長期投与例など免疫機能低下のある症例では，副鼻腔真菌症の可能性も考え精査が必要である．副鼻腔嚢胞は鼻手術後や外傷後によるものが多いため，問診による既往の確認が重要となる．
- 蝶形骨洞や後篩骨洞病変による頭痛患者では，鼻所見に乏しいことも多い．病変の拡張性変化による隣接する視神経の圧迫や，病変による骨破壊により腫瘍や炎症が眼窩内へ波及することで，視力障害を認めることも多い．患者が眼症状を訴えないか自覚していない場合もあるため，眼科的検索も重要である．

症　例

患者：83歳，女性．副鼻腔手術や頭部外傷の既往なし．脳梗塞後遺症にてバイアスピリン®内服中．
現病歴：X年秋，頭痛を主訴に近医脳神経外科受診．蝶形骨洞嚢胞を指摘され年1回の画像検査による経過観察となった．X＋2年9月12日，頭痛，発熱あり．翌日，複視も出現したため同院受診．複視は自然軽快し，画像検査上嚢胞に変化はなかったが，精査のため当科紹介

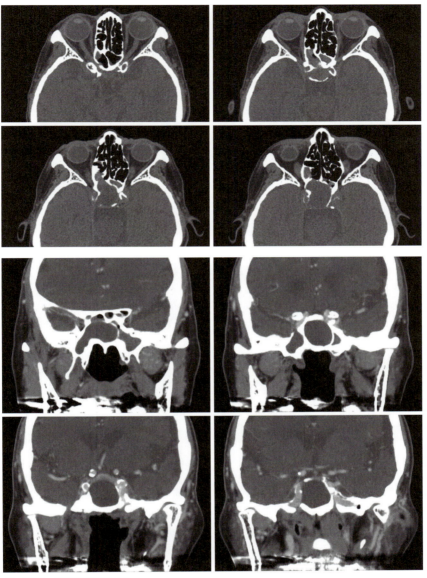

❻ 症例：当科初診時CT
蝶形骨洞嚢胞の頭側には含気化を認める．後壁に骨破壊あり．

受診となった．

初診：X＋2年9月24日，症状は消失しており，高齢で合併症も懸念されたため，保存的治療となった（❻）．

再診：X＋3年7月13日に複視，頭痛が出現したため，7月17日当科再診．視力低下はなかったが，右外転神経麻痺による複視，頭痛が持続しているため手術の方針となった（❼）．7月25日，鼻中隔矯正術，右鼻内副鼻腔手術を施行．蝶形骨洞内は泥状の内容物で充満，蝶形骨洞後壁は骨欠損があり内頚動脈の拍動を透見．洞内を洗浄し手術を終了した．

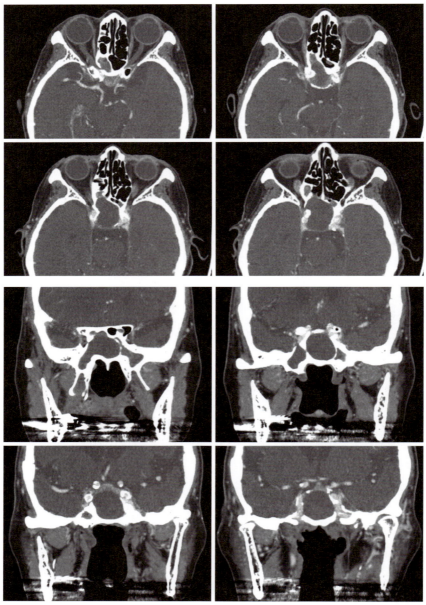

❼ **症例：術前 CT**
蝶形骨洞嚢胞の頭側まで軟部組織陰影で充満．

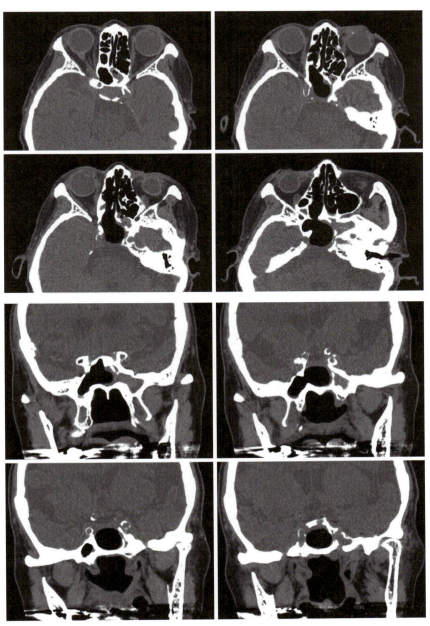

❽ 症例：術後3か月CT
蝶形骨洞嚢胞は開放され，すべて含気化．頭側の含気も良好．

経過：術直後より頭痛の消失を認めた．外転神経麻痺は徐々に改善し，術後3か月目には複視は消失し，眼科的検査上も視野異常を認めなかった（❽）．

> **ここが　ポイント**
> 　副鼻腔囊胞は副鼻腔自然孔の閉塞による粘液貯留で，年単位の拡大性病変を示し，骨破壊も伴う．副鼻腔手術や外傷などが直接的原因であるが既往のない特発性もある．
> 　囊胞の拡大により周辺器官である眼窩や頭蓋底に炎症が波及，あるいは機械的圧迫により症状を呈する．頭痛は後篩骨洞や蝶形骨洞病変に多く，視力障害も伴うことが多い．
> 　鼻内所見に乏しいことが多く，CTやMRIの画像検査が必要である．悪性除外のため造影CTやMRIの信号強度の違いに留意する．

〈富田雅彦〉

文献

1) Headache Classification Committee of the International Headache Society (IHS). The International Classification of Headache Disorders, 3rd edition (beta version). Cephalalgia 2013；33：629-808.
2) 日本頭痛学会・国際頭痛分類委員会訳．国際頭痛分類第3版beta版．医学書院；2013.
3) 佐古田三郎ほか．めまいと頭痛—その原因と治療法．レジデント 2010；3：50-94.
4) 志賀英明ほか．副鼻腔疾患と頭痛．MB ENTONI 2012；137：35-8.

5章 顔面・頸部

33 顔面痛（顔が痛い）

外来で想定，説明すべき5大疾患！
① 三叉神経痛（典型的三叉神経痛〈血管による直接的神経圧迫〉，続発性三叉神経痛）
② 帯状疱疹，外傷，上咽頭や頭蓋底占拠性病変
③ 鼻副鼻腔疾患（副鼻腔炎，囊胞）
④ 歯痛
⑤ 顎関節痛

診断のポイント（①）
① とくに耳鼻咽喉科疾患以外の顔面痛をきたす疾患の理解が必要
② 顔面の感覚神経（三叉神経，中間神経，舌咽・迷走神経などの脳神経や後頭神経を経由する頸神経など）が伝導路の病変により刺激され，痛みが出現
③ 中枢由来の三叉神経痛から，眼，鼻副鼻腔，顎関節，口腔，皮膚由来の末梢まで，原因疾患を広く想定

重大疾患の徴候
① 皮膚・皮下組織感染性疾患：丹毒，単純ヘルペス，蜂窩織炎．
② 眼科疾患，とくに緑内障発作：眼または眼窩周囲の痛み，視力喪失，悪心や嘔吐を徐々に生じる．眼圧が上がると永続的な視力喪失のリスクが著しく上昇するため，早期診断が不可欠．
③ 三叉神経痛：血管圧迫によるものや，腫瘍などによる占拠性のもの．
④ 群発頭痛：一側性の眼窩周囲の激しい痛みと同時に鼻症状と眼瞼浮腫を伴い，急性副鼻腔炎として誤診されている場合もある．
⑤ 側頭動脈炎：巨細胞性動脈炎による頭痛で60歳以上の高齢者に好発する．側頭部の頭皮痛があり，一側の視力障害をきたす．

場面による注意点

- 顔面痛は，頭，眼，鼻副鼻腔，口腔，歯，皮膚，顔を形成する筋肉，骨，分布する神経などが原因となるので，これを引き起こす疾患は多い（❷，❸）．
- 顔に関する各器官を担当する診療科が多岐にわたるため，各科で診断がつかないと複数の科のドクターショッピングを繰り返す患者が多い．
- どの器官に，どのような症状が現れているかを見極めることが重要である．

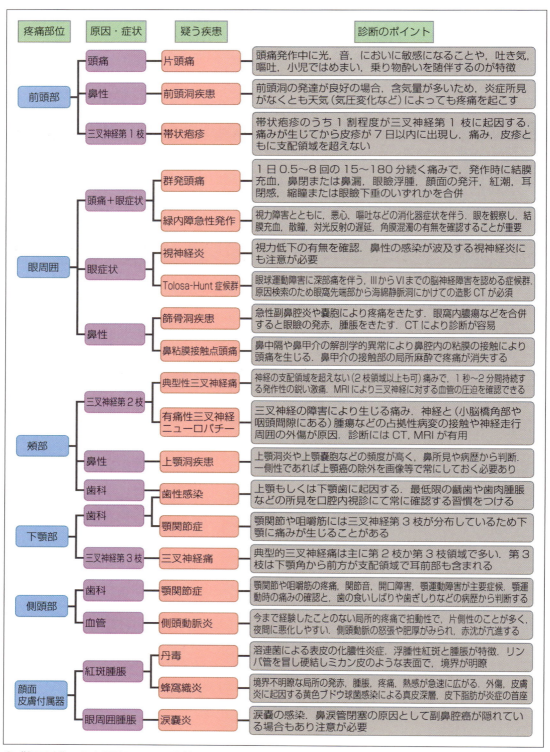

❶ "顔面痛"の疼痛部位からみる診断フローチャート

❷ 国際頭痛分類第3版β版（ICHD-3β）で二次性顔面痛を呈するもの

11.1　頭蓋骨疾患による頭痛
11.2　頸部疾患による頭痛
11.3　眼疾患による頭痛
　　　※急性緑内障，屈折異常，眼球炎症疾患
　　　※眼症状も伴うため眼科を受診することが多い
11.4　耳疾患による頭痛
11.5　鼻・副鼻腔疾患による頭痛
　　　※副鼻腔炎や囊胞（主に上顎洞と前篩骨洞病変），鼻粘膜接触痛
11.6　歯・顎の障害による頭痛
　　　※とくに半埋没智歯感染，外傷刺激による智歯周囲炎が多い
11.7　顎関節症（TMD）による頭痛
　　　※通常，顔面の耳介前方，咬筋，側頭部に顕著
　　　※咀嚼筋の関与で両側顔面に関連痛が出現
11.8　茎突舌骨靭帯炎による頭痛または顔面痛
　　　※茎突舌骨靭帯の徒手触診で誘発される一側性の疼痛
11.9　その他の頭蓋骨，頸，眼，耳，鼻，副鼻腔，歯，口あるいはその他の顔面・頸部の構成組織の障害による頭痛あるいは顔面痛
　　　※上中咽頭の炎症や悪性腫瘍で顔面痛を訴えるものに注意

国際頭痛分類第3版β版（ICHD-3β）のなかの眼科，耳鼻咽喉科，歯科口腔外科領域の疾患が含まれるものを抜粋．※：筆者による注．

❸ 国際頭痛分類第3版β版（ICHD-3β）第3部

13.1　三叉神経痛
　　　※三叉神経枝の1から2枝の支配領域に感じ，越えない
　13.1.1　典型的三叉神経痛
　　　　※三叉神経に対する血管による圧迫が原因
　13.1.2　有痛性三叉神経ニューロパチー
　　　　※上記以外の神経系疾患や神経障害により生じる
　　　　※帯状疱疹，外傷，悪性腫瘍などの占拠性病変など
13.2　舌咽神経痛
　　　※舌咽神経の分枝および迷走神経の耳介枝，咽頭枝の支配領域に感じられる
13.3　中間神経（顔面神経）痛
13.4　後頭神経痛
13.5　視神経炎
13.6　虚血性眼球運動神経麻痺による頭痛
13.7　Tolosa-Hunt症候群
13.8　傍三叉神経性眼交感神経症候群（Reader症候群）
13.9　再発性有痛性眼筋麻痺性ニューロパチー
13.10　口腔内灼熱症候群（BMS）
13.11　持続性特発性顔面痛（PIFP）
13.12　中枢性神経障害性疼痛

国際頭痛分類第3版β版（ICHD-3β）の第3部「有痛性脳神経ニューロパチー，他の顔面痛およびその他の頭痛」の一部を示す．とくに三叉神経痛が代表的疾患で，同様に舌咽神経痛にも注意が必要．※：筆者による注．

患者の年齢・性別・気質による対応

- 痛みの感覚は発症の状況と患者の性格によって表現が異なるので，客観的に判断することが必要である．

検査・診断の注意点

- 原因疾患を推測するうえで疼痛の部位の同定が不可欠である．
- 急性，慢性，反復性，周期性，持続性など，発症時期と経過について問診する．
- 随伴症状も重要で，視力，視野障害，眼球運動障害，鼻症状，頬部腫脹，開口ならびに咬合障害，歯症状についても聴取する．
- 皮膚付属器の感染性疾患も念頭におき，顔面の視診，触診により皮膚，皮下の発赤，腫脹を確認する．
- 鼻咽腔ファイバースコープによる耳鼻咽喉科領域の視診はもちろんのこと，耳や口腔内，とくに歯牙の状態も診察することが重要である．
- 悪性疾患や炎症性疾患などではCTがとくに有用で，副鼻腔疾患の罹患部と疼痛部位が一致すれば確定診断がつきやすい．
- 炎症性疾患では，血液検査は重症度や入院加療の必要性の判断に有用である．

症　例

患者：59歳，男性．2年前から時々左鼻翼，内眼角痛があるも1～2か月で軽快していた．

現病歴：X年3月，左鼻翼内の疼痛が出現し，軽快せず5日間で左眼球周囲から頭頂部まで疼痛が拡大したため近医耳鼻咽喉科受診．X線，CT上副鼻腔炎の所見がないため，当院神経内科紹介受診．精査したが特記すべき所見はなく，片頭痛に対する2か月間の投薬治療にも反応しないため，同年5月当科初診．

初診：左に凸の鼻中隔弯曲が著明で下鼻甲介に接触，CT上副鼻腔に陰影なし（❹）．鼻閉増悪時に疼痛が増すことから鼻粘膜接触点頭痛を疑い，他の治療に抵抗性であれば，手術も一つの方法であると勧めた．ただし，体位による変化やリドカイン，アドレナリン含有ガーゼに

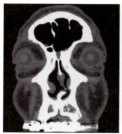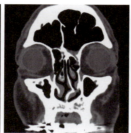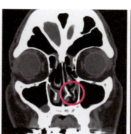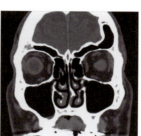

❹ 症例：治療前CT所見
丸囲み部は鼻粘膜接触部．

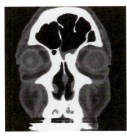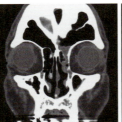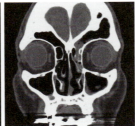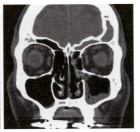

❺ 症例：治療後CT所見

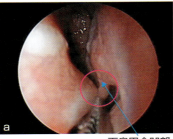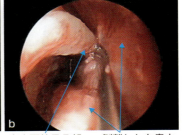

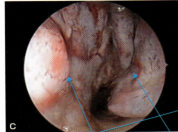

❻ 症例：鼻内所見
a：手術開始時．丸囲み部は鼻粘膜接触部．b：手術中軟骨露出時．c：手術終了時．d：術後3か月時．

よる下鼻甲介の局所麻酔を行っても疼痛の変化は乏しかった．

経過：同年7月，鼻中隔矯正術を施行．鼻粘膜の接触は改善し，内眼角痛も消失した（❺，❻）．X＋2年，鼻中隔弯曲なく，疼痛の再発もない．

> **ここがポイント** 鼻粘膜接触点頭痛の疾患概念は確立していない．ただし耳鼻咽喉科医としては，本疾患を念頭におき，診療にあたるべきである．

鼻粘膜接触点頭痛

　鼻粘膜接触点頭痛は国際頭痛分類第2版で明記されていたが，第3版β版では付録に分類され，いまだ十分なエビデンスがないと位置づけられており，疾患概念は確立していない．

　鼻粘膜の接触点から，疼痛メディエーターであり血管拡張作用をもつサブスタンスPが放出され，副鼻腔炎のない顔面痛に関連すると報告されている．接触部位を評価し，同部位を局所麻酔したときに顔面痛が改善すれば本疾患を疑う．外科的治療による接触点の除去が基本で，これにより顔面痛が改善すれば診断が確定する．

　ただし，鼻粘膜の接触を認めるすべての例が痛みを訴えるわけではなく，本疾患を疑って手術を行う場合は，症状が軽快するかどうかは手術してみないとわからないと術前に十分に説明することが重要である．さらに，本疾患を疑った場合でも，一次性頭痛など他の原因検索を行い続けることが必要である．

（富田雅彦）

文献

- Headache Classification Committee of the International Headache Society (IHS). The International Classification of Headache Disorders, 3rd edition (beta version). Cephalalgia 2013; 33: 629-808.
- 日本頭痛学会・国際頭痛分類委員会訳．国際頭痛分類第3版beta版．医学書院；2013．
- 松根彰志．顔が痛い．耳鼻咽喉科・頭頸部外科 2015；87：212-5．
- 五島史行．鼻粘膜接触点頭痛．MB ENTONI 2012；137：52-6．

5章 顔面・頸部

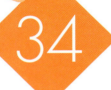

頸部痛（首が痛い）

外来で想定，説明すべき5大疾患！
① 化膿性リンパ節炎
② 亜急性甲状腺炎
③ 亜急性壊死性リンパ節炎
④ 伝染性単核球症
⑤ 上咽頭癌頸部リンパ節転移

診断のポイント（①〜③）
① どのような原因で頸部痛をきたしたかの鑑別診断が最も重要
② 早急な治療が必要な急性疾患の治療タイミングを逃さない
③ 悪性腫瘍を見逃さない

重大疾患の徴候
① 耳鼻咽喉科領域は広く観察して，耳鼻咽喉科の重大疾患を絶対に見逃さないこと．
② 急性疾患の徴候を的確に把握することが最重要である．
③ 腫脹を伴わない頸部痛では他科疾患も考慮する．
④ 常に悪性腫瘍の可能性をも念頭におく．
⑤ 鑑別診断後の治療の割り振りの工夫が重要である．
⑥ 疾患によっては治療後の経過観察を怠らない．

場面による注意点

- 頸部痛を訴える症例は耳鼻咽喉科領域の感染・炎症性疾患および腫瘍性疾患，他科疾患が原因となっている場合があるが（❶），感染・炎症性疾患の頻度が高いため，第一には感染・炎症性疾患を想定して検査を進めることが推奨される．
- 感染・炎症性疾患の発生臓器には頸部リンパ節，甲状腺，唾液腺，先天性奇形（嚢胞，瘻孔など）があげられる．
- 感染による炎症性疼痛では原因微生物の推定が初期治療のポイントになる．
- 前頸部，側頸部，顎下部の疼痛は耳鼻咽喉科疾患が原因の場合が多い．
- 感染・炎症性疾患と腫瘍性疾患が原因の頸部痛の場合は頸部腫脹を伴うことが多い．
- 頸部腫脹を伴わない頸部痛の症例では整形外科疾患，脳神経外科疾患，内科疾患などの他科疾患も疑う必要がある．
- 後頸部の疼痛を訴える症例では整形外科疾患の可能性が高い．

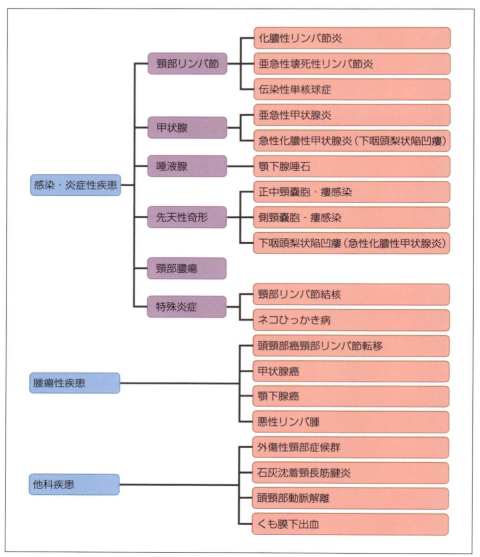

❶ "頸部痛"でまず疑うべき疾患

- 外傷に起因する頸部痛もあるので，病歴聴取時に外傷の既往も確認する必要がある．

患者の年齢・性別・気質による対応

- 高齢者では悪性腫瘍の存在も念頭において診断にあたることが重要である．
- 若年者では頸部リンパ節や先天性奇形（嚢胞，瘻孔など）の感染・炎症性疾患の確率が高いが，年齢のみで最初から腫瘍性疾患を否定するのは問題がある．
- 先天性奇形の感染の多くは小児期に発症するが，成人で初発する場合もある．
- 亜急性甲状腺炎などの甲状腺疾患による頸部痛は女性に多い傾向がある．
- 頭頸部扁平上皮癌は一般に女性よりも男性に多い．

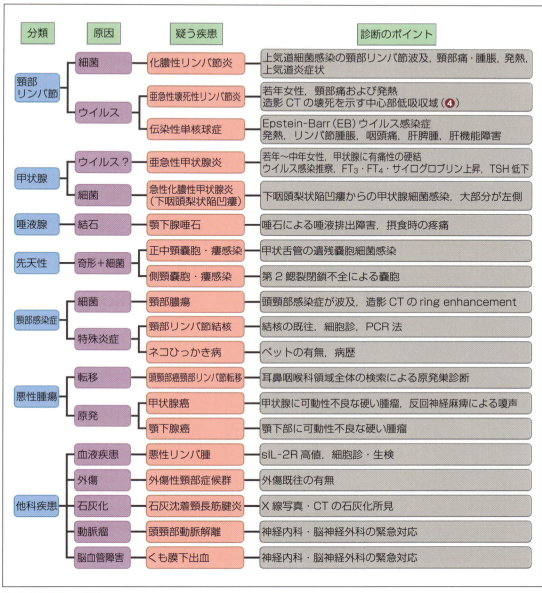

❷ "頸部痛"の診断フローチャート

- 神経質な症例やうつ傾向の症例では，咽喉頭異常感症に類似した，器質的な原因疾患のない「頸部痛」としか言いようのない例があるが，当初から心因的なものと決めつけることには問題がある．

検査・診断の注意点

- 詳細な問診によって頸部痛の部位や経過を聴取して原因疾患の性質を推定する．
- 頸部痛の部位は，前頸部，顎下部，側頸部，後頸部および不定に分類されるが，ど

❸ "頸部痛"の部位と代表的疾患

前頸部	亜急性甲状腺炎 急性化膿性甲状腺炎（下咽頭梨状陥凹瘻） 甲状腺癌 正中頸嚢胞・瘻感染
顎下部	顎下腺唾石 顎下腺癌
側頸部	化膿性リンパ節炎 亜急性壊死性リンパ節炎 伝染性単核球症 頸部リンパ節結核 ネコひっかき病 側頸嚢胞・瘻感染 頭頸部癌頸部リンパ節転移
後頸部	外傷性頸部症候群 石灰沈着頸長筋腱炎 頭頸部動脈解離 くも膜下出血
不定	頸部膿瘍 悪性リンパ腫

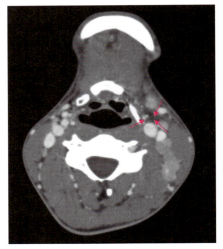

❹ 亜急性壊死性リンパ節炎症例の造影CT
壊死を示す中心部低吸収域がみられる．
（日本歯科大学新潟生命歯学部耳鼻咽喉科学講座 五十嵐文雄教授よりご提供）

の部位の疼痛かにより候補疾患のおおよその推定が可能である（❸）．

- 初診時の診察では触診が重要であり，頸部腫脹の有無，腫脹の部位と性状，圧痛の有無などにより，原因疾患の種類と発生臓器の診断の参考とする．
- 感染・炎症性疾患の診断には，白血球数，CRPなどの血液検査の炎症反応の結果が重要な参考になる．
- 細菌感染とウイルス感染の鑑別には血液検査，細菌培養検査，PCR法などが用いられる．
- 検査上炎症反応が認められない症例は腫瘍性疾患を疑う．
- とくに上咽頭癌は，新潟大学における集計では診断時に75.6％に頸部リンパ節転移が生じており[1]注意すべきである．
- 甲状腺疾患の診断にはFT_3，FT_4，TSH，サイログロブリンなどの検査結果が参考になる．
- 悪性リンパ腫の診断にはELISA法による可溶性インターロイキン2レセプター（sIL-2R）値が参考になる．
- 耳鼻咽喉科領域の原因疾患の診断には内視鏡がきわめて有用である．
- 画像診断では頸部超音波検査，CT，MRIなどが有用である．
- 代表的疾患の頻度を理解して，まず高頻度の疾患を念頭において鑑別診断を行い，除外されたら低頻度の疾患の可能性を検討していくのが望ましい．
- 頸部痛をきたす主要疾患（化膿性リンパ節炎，亜急性壊死性リンパ節炎〈❹〉，伝染性単核球症，亜急性甲状腺炎，急性化膿性甲状腺炎〈下咽頭梨状陥凹瘻〉，顎下腺唾石，正中頸嚢胞・瘻感染，側頸嚢胞・瘻感染，頭頸部癌頸部リンパ節転移，甲状

腺癌，顎下腺癌）の診断のポイントを❷に示す．

症　例

患者：14歳，女子．

現病歴：4か月前より頸部痛が出現，その後両側の側頸部腫脹が生じて徐々に増悪してきたため，近医小児科より大学病院の小児科を紹介され受診．同科より耳鼻咽喉科に診療依頼があった．

初診：頸部MRIで著明な頸部腫脹（❺）のほかに上咽頭にわずかな隆起影があったが，鼻咽腔ファイバースコープでは，明らかに悪性を疑わせる所見は認められなかった．小児科と検討のうえ，若年であることから小児科入院として，全身麻酔下に耳鼻咽喉科領域を検索することとした．

経過：全身麻酔下の内視鏡の際，上咽頭のわずかな隆起部から生検を行ったところ術中迅速病理診断で低分化型扁平上皮癌の診断が得られ，永久病理診断も同様であった．シスプラチン（CDDP）とフルオロウラシル（5-FU）を用いた総線量60 Gyの化学放射線療法施行後，維持化学療法を行った．腫瘍は消失し，加療後9年間再発を認めていない．

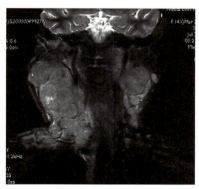

❺ 症例：頸部MRI（T2強調冠状断像）
右側優位の巨大な多発性リンパ節腫脹が認められる．
（佐藤克郎ほか．耳鼻臨床 2009[2]）より）

> **ここがポイント！**　若年者の頸部痛および腫脹においては，その大部分は炎症性または先天性疾患の増悪と思われる．しかし，本症例のような頭頸部癌症例としては非典型的な若年者においても，年齢のみで腫瘍性疾患を当初から否定することなく，悪性腫瘍の可能性も念頭において耳鼻咽喉科領域の徹底的な検索を行う態度が重要と考えられた．さらに，若年者の頭頸部癌頸部リンパ節転移症例においては，年齢を考慮しつつも可能な限り成人同様の根治治療を完遂させることが予後の向上のために有用と思われた．

（佐藤克郎）

文献

1) 佐藤克郎ほか．当科における上咽頭癌症例の検討．頭頸部癌 2010；36：53-6.
2) 佐藤克郎ほか．若年者上咽頭癌6例の検討．耳鼻臨床 2009；102：629-33.

- 鈴木幹男．耳鼻咽喉科領域の痛みを考える―頸部の痛み．日耳鼻 2015；118：107-14.
- 倉富雄一郎ほか．くびが痛い．耳鼻咽喉科・頭頸部外科 2015；87：230-5.
- 岡田まゆみ．外傷性頸部症候群．小川節郎編．痛みの概念が変わった：新キーワード100＋α．真興交易医書出版部；2008. p.91-3.
- 鈴木秀典，長谷川泰久．頸部の症状．岸本誠司編．ENT臨床フロンティア．がんを見逃さない―頭頸部癌診療の最前線．中山書店；2013. p.49-55.

5章 顔面・頸部

35 目の症状（複視，眼球運動障害，視力・視野障害，眼球突出）

外来で想定，説明すべき5大疾患！
① 副鼻腔嚢胞
② 急性副鼻腔炎の眼窩内・頭蓋内合併症
③ 眼窩骨折
④ 外転神経麻痺・動眼神経麻痺による複視（中枢疾患・側頭骨錐体部）
⑤ 悪性腫瘍（副鼻腔・眼窩・上咽頭）

診断のポイント
① 目の症状を起こしている部位・原因を見つける（❶）
② 眼窩だけでなく，その周囲の解剖，神経支配を理解する

重大疾患の特徴
① 目の症状は，眼球，眼窩疾患でも起こるが，眼窩の周囲約60％は副鼻腔と接しており，原因は鼻副鼻腔疾患のことも多い．
② 副鼻腔疾患が原因で視力低下を伴う場合は，炎症・外傷・虚血のいずれであっても，緊急手術の適応になる可能性が高い．
③ 眼窩や副鼻腔に異常がない場合は，頭蓋内の疾患や側頭骨錐体部の疾患も疑う．
④ 悪性腫瘍や悪性リンパ腫などの腫瘍性病変も必ず念頭において診察・検査を行う．

場面による注意点

- 目の症状が出現したときは眼科や内科を初診することが多い．しかし鼻副鼻腔疾患が原因である可能性も高く，お互いにしっかりと連携をとって総合的に診断，治療にあたることが重要である．
- 眼窩内への炎症の波及や急速な視力低下が生じた際は，緊急の処置や手術治療により視力が回復する場合もあるので，できる限り迅速に対応する．
- 悪性腫瘍や頭蓋内の疾患が原因で目の症状を生じることもあるため，見落とさないように診察する．

❶ 目の症状：部位・原因を見つけるポイント

既往歴	副鼻腔手術歴，副鼻腔炎，顔面外傷，中耳炎，糖尿病，甲状腺疾患
症状	出現した時間（急速か緩徐か），どちらを向くと二重に見えるか，視力低下を伴うか，痛みを随伴しているか
随伴症状	鼻症状（膿性鼻漏，鼻閉，鼻出血），耳症状（耳漏，耳痛，耳閉感，難聴），目以外の脳神経症状
全身症状	発熱，頭痛，発汗，筋力低下

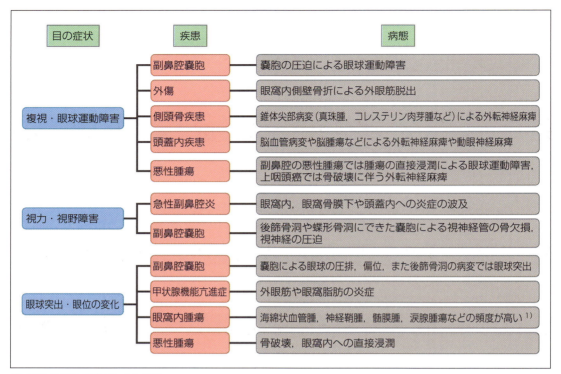

❷ 目の症状から疑うべき疾患

患者の年齢・性別・気質による対応

- 中高年で過去に副鼻腔根治術を受けている場合は，術後性副鼻腔嚢胞が疑われる．
- 幼小児は副鼻腔の発達が未熟なため，埋没した歯牙などから感染を起こして直接眼窩骨膜下に炎症が波及する例もみられるので注意する．
- 外傷の既往があっても直接目の症状と関連してないと自己判断（無症候性の眼窩紙様板骨折など）していることもあるので，原因となる疾患を念頭において問診を行う．
- ホルモン異常がなくても甲状腺眼症を生じることがあり，両側性では甲状腺疾患にも注意をする．

検査・診断の注意点

- 眼科，耳鼻咽喉科，内科のいずれの領域でも目の症状は出現するため，問診，検査所見からしっかりと原因を鑑別することが重要である．
- それぞれの目の症状から疑われる主な疾患と病態を❷にまとめた．
- 目の症状を起こしている部位・原因別に診断のポイントを❸にまとめた．

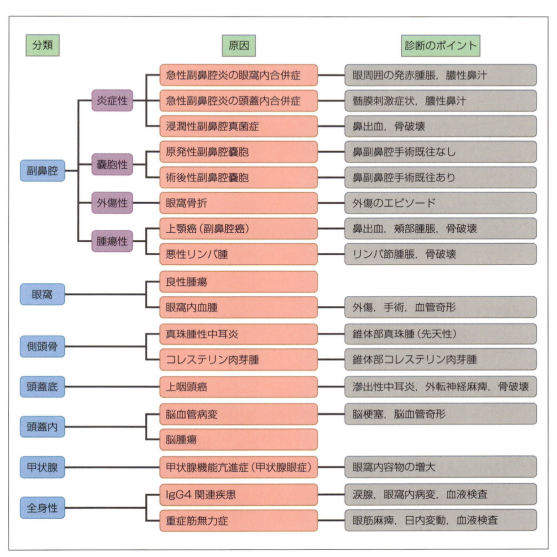

❸ 目の症状の診断フローチャート

問診

- 問診が原因疾患をさぐる重要な手がかりになるので，鑑別疾患を考えながら慎重に行う．
- いつから発症したか，また急性か緩徐な経過か．
- 一側性か両側性か．
- 鼻手術や外傷の既往があるか．
- 痛みや発熱を随伴しているか．

内視鏡による鼻副鼻腔の詳細な観察
- 急性炎症は生じていないか.
- 過去の手術で解剖学的な偏位は生じていないか.
- 腫瘍病変はないか.

顕微鏡による鼓膜の観察
- 耳漏はないか.
- 中耳腔に滲出液はないか.

副鼻腔X線・CTによる検査
- 眼窩内やそれを取り囲む副鼻腔の確認.
- 骨破壊の有無:悪性腫瘍は広範囲な骨破壊所見を認めるが,悪性リンパ腫の場合は画像上虫食い状の骨破壊病変を伴うことが多い.
- 副鼻腔CTでは,撮像範囲内に入っている側頭骨錐体部も確認する.

頭蓋内MRIによる検査
- 眼窩や副鼻腔に異常を認めない場合は,MRIにて頭蓋内中枢病変を確認する.

症例 1

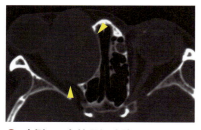

❹ 症例1:右篩骨洞嚢胞

患者:57歳,女性.22年前に鼻副鼻腔根治手術.
現病歴:3か月前に右眼瞼周囲の腫脹を自覚,近医眼科を受診し点眼薬を処方されるも改善なく,徐々に複視,眼球突出,眼位の変化を認めたため当科を受診した.
初診:鼻副鼻腔手術の既往があり,内視鏡では右鼻腔外側壁からの圧排を認めた.眼科検査にて右外転制限.頭部CTにて右篩骨洞嚢胞(❹).
診断:右術後性篩骨洞嚢胞による眼球運動障害,眼球突出.
経過:内視鏡下に嚢胞開放し,眼球運動障害は改善した.

ここがポイント! 鼻手術の既往を見落とさないことが重要である.嚢胞による眼球運動障害が確認できれば,手術による症状の改善が期待できる.

症例 2

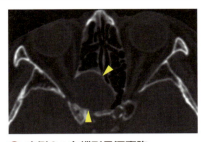

❺ 症例2：右蝶形骨洞嚢胞

患者：81歳，女性．38年前に鼻副鼻腔根治手術．糖尿病あり．

現病歴：2日前から視力低下（目のかすみ）を自覚，当院眼科を受診し，同日当科紹介となった．

初診：鼻腔内には特記すべき所見を認めない．眼科検査にて右視力低下（手動弁），視神経萎縮なし．頭部CTにて右蝶形骨洞嚢胞（❺）．

診断：右蝶形骨洞嚢胞による視力低下（視神経の圧迫）．

経過：受診後緊急入院し，同日内視鏡下に嚢胞開放（視神経管は骨欠損），術後視力は改善（0.2）した．

> 症例1同様に鼻手術の既往があり，嚢胞により眼症状が生じたと考えるが，視力障害を合併している場合は緊急手術が必要なことが多い．

症例 3

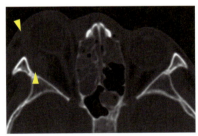

❻ 症例3：眼窩骨膜下膿瘍

患者：7歳，女児．既往歴なし．

現病歴：2日前に右眼瞼周囲の腫脹を自覚，徐々に症状が増悪し，近医眼科より当科紹介となった．

初診：右眼瞼腫脹・発赤，眼球突出，膿性鼻漏，発熱．眼科検査にて視力低下（0.03），視神経萎縮なし．頭部CTにて眼窩外側の骨膜に沿った凸レンズ状の軟部組織陰影（❻）．

診断：急性副鼻腔炎に合併した眼窩骨膜下膿瘍．

経過：同日緊急入院し，眼科・耳鼻科合同で膿瘍切開術，内視鏡下副鼻腔手術を施行した．術後5日間抗菌薬を点滴投与し，視力は改善（1.2），後遺症なく退院した．

> 発赤腫脹等の炎症所見から眼窩骨膜下膿瘍が疑われるが，膿瘍形成されている部位によって手術アプローチが選択されるため，CT，MRIによる詳細な画像診断が必須である．

症例 4

患者：28歳，男性．

現病歴：2週間前から徐々に複視を自覚，当院眼科を受診し右外転神経麻痺を指摘され，神経内科紹介．右外転神経麻痺以外の神経症状を認めず，当科紹介となった．

初診：鼓膜，鼻副鼻腔，咽頭に異常所見なし．眼科検査にて右外転神経麻痺，視力低下なし．頭部CTにて副鼻腔に異常なし，右錐体部に軟部組織陰影（❼a）．頭部MRI T2強調像にて右錐体尖部で著明な高信号領域（❼b）．

診断：右錐体尖部コレステリン肉芽腫に伴う外転神経麻痺．

鑑別診断：錐体尖部真珠腫，上咽頭癌，IgG4関連疾患．

経過：手術治療の希望なく，画像（MRI）で定期観察．

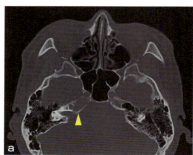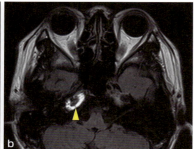

❼ 症例4：右錐体尖部コレステリン肉芽腫

> **ここがポイント**　鼓膜，鼻咽腔，咽頭に異常所見がみられない場合は，MRIによる頭蓋内や錐体部病変を検索する必要がある．

（橋本茂久）

文献

1) Ohtsuka K, et al. A review of 244 orbital tumors in Japanese patients during a 21-year period：Origins and locations. Jpn J Ophthalmol 2005；49：49-55.

付 録

患者説明のための
イラスト集

◎患者説明のための主要部位のイラストを掲載しました．
◎本イラストは，本書の特設サイト（https://nakayamashoten.jp/ent_diagnosis/）にも
　PDFデータを保存してありますので，ダウンロードしてご利用いただけます．
　　ユーザー名：ent_diagnosis，パスワード：g#TGq3FB
◎本イラストは，《ENT臨床フロンティア》シリーズ（中山書店）の付録をもとに作成しました．

耳

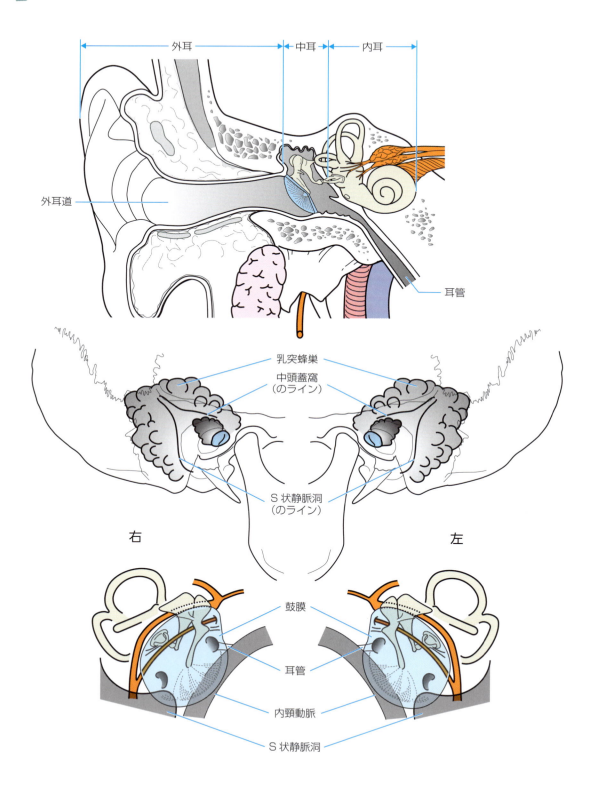

中耳炎の病態

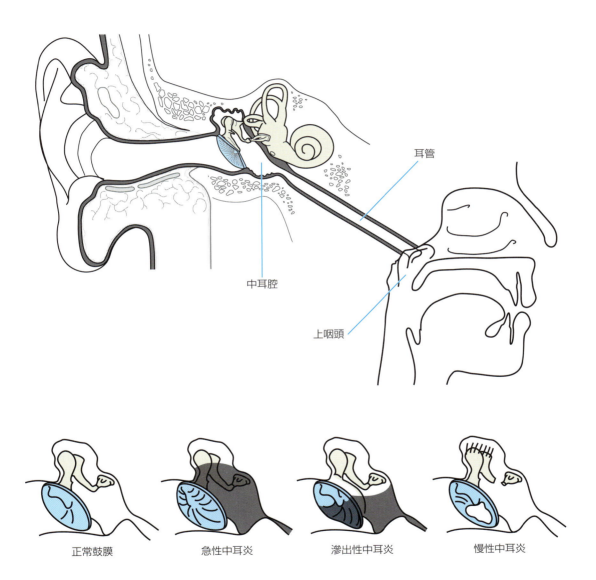

鼻・副鼻腔

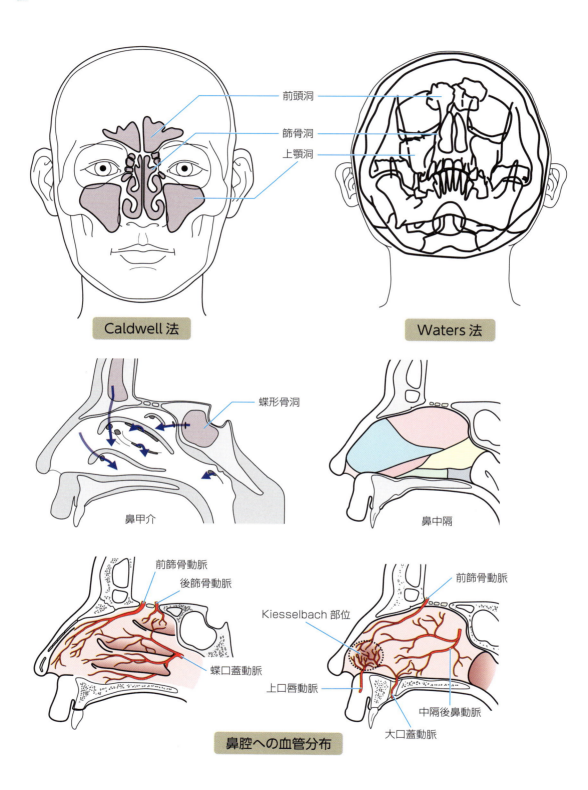

咽頭・扁桃

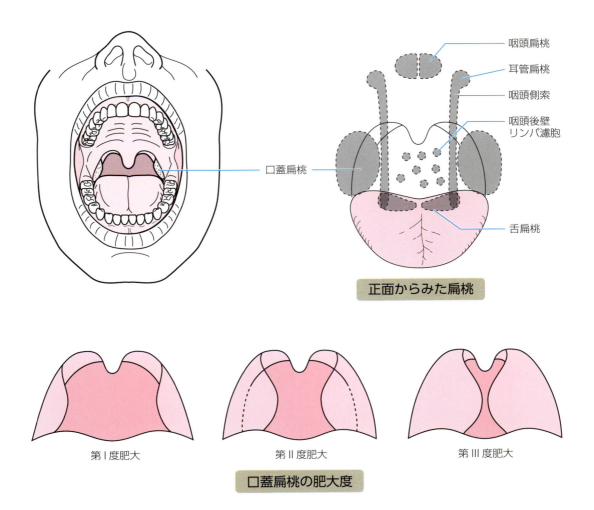

正面からみた扁桃

口蓋扁桃の肥大度

咽 頭

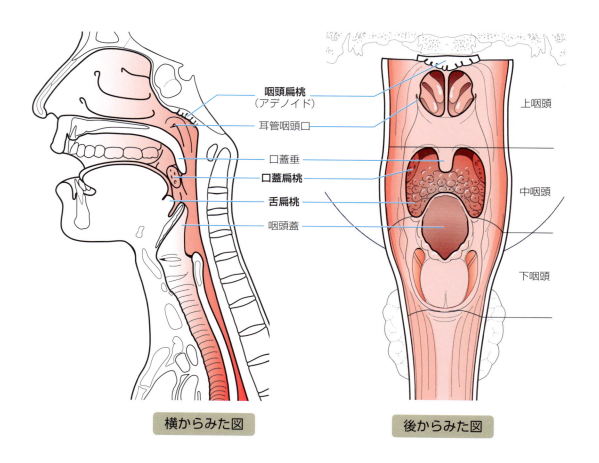

喉 頭

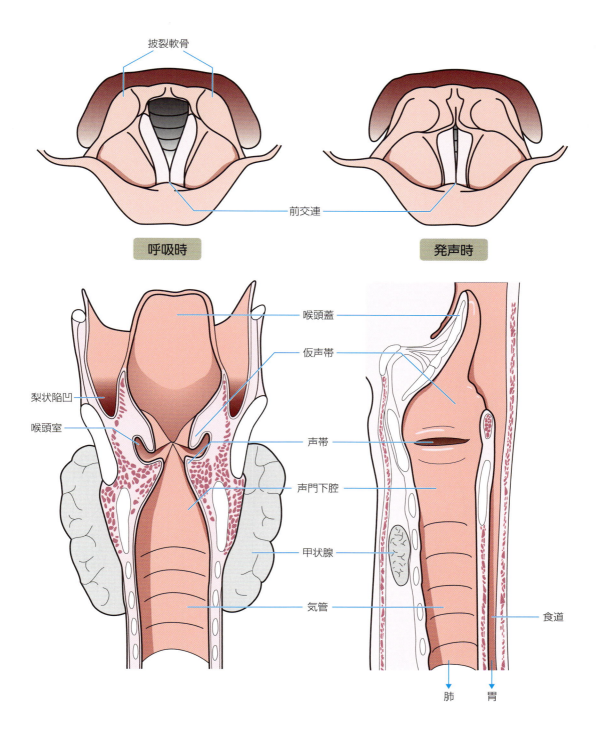

嚥下のしくみ

横からみた図

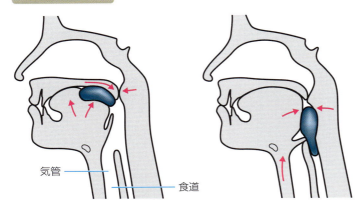
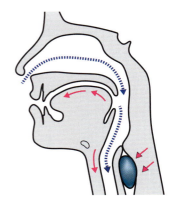

気管　食道

後からみた図

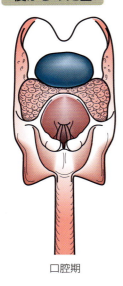
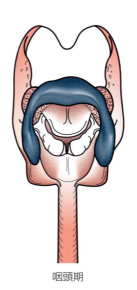
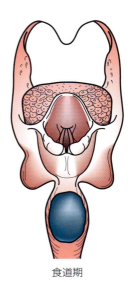

口腔期　　　　　咽頭期　　　　　食道期

索引

太字のページは詳述箇所を示す

和文索引

あ

亜鉛欠乏症　77
亜鉛欠乏性味覚障害　99
亜急性壊死性リンパ節炎　198, 199, 200
亜急性甲状腺炎　107, 198, 199
悪性外耳道炎　4, 14, 15, 176
悪性腫瘍　9, 15, 107, 161, 163, 204
悪性腫瘍リンパ節転移　133
悪性リンパ腫　62, 172, 173, 198, 199, 205
アスピリン内服　62
アデノイド顔貌　114
アデノイド肥大　52
アデノウイルス　77
アトピー咳嗽　141, 142, 143
アトピー性皮膚炎　9, 10
アナフィラキシー　148
アフタ　77, 86
アブミ骨筋反射　31, 179
アルコール依存症　164
アレルギー　137
アレルギー疾患　136, 148
アレルギー性鼻炎　9, 10, 48, 52, **53**, 59, 61, 62, 69, 133, 141
アレルギー性副鼻腔真菌症　52
安静時唾液量測定　81
鞍鼻　51, 56

い

異嗅症　71
萎縮性鼻炎　133
胃食道逆流症　103, 107, 132, 133, 141, 154
遺伝性血管性浮腫　149
遺伝性難聴　19
いびき　**111**
異物　136
咽喉頭異常感　**131**
咽喉頭異常感症　142
咽喉頭異物　103, 155
咽喉頭外傷　103
咽喉頭潰瘍　103
咽喉頭乾燥　133
咽喉頭結核　103
咽喉頭酸逆流症　133
咽喉頭真菌症　103
咽喉頭熱傷　103
咽後膿瘍　103, 136
咽頭異物　107
咽頭炎　103
咽頭癌　107, 133
咽頭クラミジア　103
咽頭結膜炎　77
咽頭喉頭疾患　3
咽頭痛　**102**
咽頭梅毒　103
咽頭放線菌症　103
インフルエンザ　102

う

ウイルス性クループ　141
齲歯　4
うつ　20, 21
うっ血性心不全　113

え

嚥下機能低下　133
嚥下機能評価　155
嚥下障害　**154**
嚥下痛　**106**
嚥下のしくみ　216
炎症性疾患　172
炎症性粘膜　62
エンテロウイルス　77

お

オトスコープ　20
音響外傷　30, 32
音声酷使　124, 125, 128
音声障害　**123**
音声振戦症　124
音声衰弱症　124
音声治療　125

か

外眼筋脱出　204
開口障害　90, 157, 163, 181
開口制限　90
外耳道異物　4, 9
外耳道炎　8, 10, 14, **24**
外耳道癌　4, 8, 14
外耳道湿疹　9, 14
外耳道真菌症　4, 9, 14, 15
外耳道真珠腫　4, 9, 14
外耳道掻痒症　9
外耳道肥厚　16
外傷　61
外傷性頸部症候群　198, 199
外傷性鼓膜穿孔　3, 14, 24, 25
改正道路交通法　121
咳嗽　**140**
外転神経麻痺　204, 208
外鼻癌　57
開鼻声　155
潰瘍形成　163
外リンパ瘻　4, 19, 24, **26**, 30, 32
下咽頭癌　103, **110**, 132
下咽頭喉頭進行癌　173
下咽頭梨状窩瘻二次感染　107
下咽頭梨状陥凹瘻　198, 199
下顎骨関節突起骨折　91
下顎骨髄炎　91
過換気症候群　135
下気道悪性疾患　151
下気道感染症　141, 142
顎関節症　3, **91**, 155, 192
覚醒維持検査　121
仮性クループ　136, 148
仮声帯発声　124
顎下型ガマ腫　165
顎下腺癌　198, 199
顎下腺唾石　198, 199
顎下腺部腫脹　**160**
喀血　152
化膿性唾液腺炎　160, 161
化膿性リンパ節炎　198, 199
痂皮　62
花粉症　48
ガマ腫　172
過眠傾向　121
ガムテスト　81
仮面うつ病　132
加齢性難聴　30, 32
川崎病　136

癌　62
感音難聴　20
眼窩骨折　205
眼窩骨膜下膿瘍　207
眼窩内血腫　205
眼窩内腫瘍　204
眼球運動障害　203, 206
眼球突出　203
カンジダ　77
肝障害　62
感染後咳嗽　141, 142, 143, 145
感染性咳嗽　143
乾燥性角結膜炎　163
眼痛　56
肝不全　9
感冒初期　48
感冒罹患後　69
顔面外傷　62, 176, 203
顔面痙攣　181
顔面神経鞘腫　176
顔面神経麻痺　97, 163, 164, **175**, 181
顔面痛　**191**
顔面麻痺　6

き

気圧外傷　4
気管癌　153
気管・気管支軟化症　148
気管支喘息　136, 141, 142, 148
気管支軟骨輪　148
気管内挿管　132
義歯不適合　155
気道異物　136, 141, 142, 143, 148, 149
機能性難聴　32, **33**, 37
木村病　161, 164, 172
嗅覚障害　**68**
嗅覚低下　49
吸気性喘鳴　148
頬骨弓骨折　91
急性咽喉頭炎　107, 136
急性外耳道炎　3, 9
急性咳嗽　142, 143
急性化膿性甲状腺炎　198, 199
急性化膿性耳下腺炎　162
急性化膿性唾液腺炎　162
急性感音難聴　19
急性喉頭蓋炎　103, 107, 136, 141, 142
急性上咽頭炎　48
急性上気道炎　69

急性声帯炎　124, 127, 128
急性喘鳴　147
急性唾液腺炎　160
急性中耳炎　3, 14, 30, 32, 211
急性聴覚障害　39
急性低音障害型感音難聴　**24**, **26**, 30, 32
急性乳様突起炎　4
急性鼻咽頭炎　141, 142
急性鼻炎　48, 52, 57
急性鼻副鼻腔炎　48, 69
急性副鼻腔炎　52, 57, 204, 205, 207
急性扁桃炎　107
凝固障害　61, 62
胸水貯留　138
強直性痙攣　181
強迫神経症　132
頬部痛　56
起立性調節障害　41
筋萎縮性側索硬化症　155
筋炎　91
筋緊張性ジストロフィー　155
筋ジストロフィ　91
緊張型頭痛　186

く

くしゃみ　52
口呼吸　81
首が腫れる　170
くも膜下出血　184, 198, 199
クラミジア　104, 107
クリック音　3
グロムス腫瘍　19
群発頭痛　192

け

茎状突起過長症　3, 102, 107, 132, 133
頸椎異常　132, 133
経鼻持続陽圧送気　115, **119**
頸部腫脹　160, **170**
頸部腫瘍　133
頸部触診　171
頸部食道癌　107
頸部痛　**197**
　　──の部位　200
頸部膿瘍　102, 104, 173, 199
頸部リンパ節結核　173, 198, 199
頸部リンパ節腫脹　163
痙攣性発声障害　124, 125

外科的気道確保　138
結核　8
結核性中耳炎　14, 15
血管運動性鼻炎　48
血管腫　62
血管障害症　62
血管性耳鳴　20, 22
血管性浮腫　149
血行動態変化　61
血小板機能異常　61, 62
血性耳漏　14
血性鼻漏　51, 56
結節　124
血痰　**151**
血友病　62
限局性篩骨洞炎　69, 71
幻聴　20
原発性副鼻腔嚢胞　205

こ

高位頸静脈球　19
構音障害　155
口蓋扁桃の肥大度　213
口蓋扁桃肥大　119
口蓋ミオクローヌス　19
口腔アレルギー症候群　9, 10
口腔咽頭カンジダ症　104
口腔・咽頭腫瘍　91
口腔癌　173
口腔乾燥　**80**
口腔乾燥症　163
高血圧　61, 62
高血圧性脳症　184
膠原病　85
抗好中球細胞質抗体　59
好酸球性多発血管炎性肉芽腫症　52, 57, **59**
好酸球性中耳炎　14, 15
好酸球性鼻副鼻腔炎　48
好酸球性副鼻腔炎　52, 59
好酸球性副鼻腔炎診断基準　49
甲状腺癌　126, 132, 198, 199
甲状腺眼症　205
甲状腺機能亢進症　204, 205
甲状腺疾患　133, 203
甲状腺腫瘍　172, 173
高調性いびき　149
喉頭アレルギー　132, 133, 141, 142, 145
喉頭炎　103
喉頭蓋炎　137, 148, 149

喉頭蓋嚢胞　132, 133
喉頭癌　103, 107, 132, 133, 173
喉頭結核　107
喉頭斜位　132
喉頭腫瘍　148, 149
喉頭軟弱症　148, 149
喉頭肉芽腫　132
喉頭乳頭腫　148
喉頭ファイバースコピー所見　108
喉頭ファイバースコープ　149
喉頭浮腫　136, 137, 148, 149, 160
喉頭麻痺　124
口内炎　84
更年期障害　132
後鼻孔ポリープ　52, 54
後鼻漏　47, 48, 133, 143
後腹膜線維症　164
硬膜動静脈瘻　22
後迷路性難聴　32
誤嚥　142, 148
誤嚥性肺炎　143, 155
語音聴取不良　32
呼吸困難　135
呼吸性耳鳴　19
国際頭痛分類第3版β版　183
骨髄炎　9
鼓膜弛緩症　25
鼓膜穿孔　25
コレステリン肉芽腫　14, 15, 204, 205, 208
混合難聴　20
根尖性歯周炎　52, 57

さ

細菌性髄膜炎　30, 32
鰓原性耳下腺嚢胞　165
再発性アフタ　76, 77
再発性アフタ性口内炎　85
再発性多発軟骨炎　52, 57
嗄声　123, 138, 155
サルコイドーシス　164
三叉神経　56
三叉神経第3枝　78
三叉神経痛　3, 103, 192

し

耳音響放射　31
耳介軟骨膜炎　4
耳下腺気腫　161, 165
耳下腺結核　161, 162

耳下腺腫瘍　91, 176
耳下腺部腫脹　160
耳管開放症　4, 9, 10, 19, 24, 26, 28
刺激時唾液量測定　81
耳垢　8
耳硬化症　19, 24, 25, 32, 33
耳垢栓塞　4, 23, 24
篩骨洞疾患　192
篩骨洞嚢胞　206
自己免疫性膵炎　164, 167
自殺企図　20
歯疾患　4
思春期代償性出血　62
耳小骨筋痙攣　19
視神経炎　192
歯性感染（症）　104, 192
歯性上顎洞炎　48, 52
耳性帯状疱疹　3
耳癤　4
耳搔痒感　8
持続性自覚性姿勢誘発ふらつき　40, 43
持続性耳鳴　18
舌の知覚神経支配　78
耳痛　2, 10, 203
歯痛　88
湿声　155
失声　127
湿性咳嗽　143, 144
自動車運転死傷行為処罰法　121
自発性異嗅症　73
耳閉感　23, 203
耳鳴　18
若年発症型両側性感音難聴　32, 34
重症筋無力症　132, 133, 155, 205
重度喫煙　127
出血性ショック　39
術後性乳突腔障害　14
術後性副鼻腔嚢胞　204, 205
純音聴力検査　31
上咽頭癌　48, 57, 205
上咽頭疾患　52
小顎　114
上顎癌　192, 205
上顎洞炎　192
上顎洞癌　58
上顎洞性後鼻孔ポリープ　54
上顎嚢胞　192
上気道炎　143
上気道症状　52

上喉頭神経痛　4, 107
上中咽頭癌　173
小児良性発作性めまい　184
小脳橋角部腫瘍　176
小脳出血　39
褥瘡性潰瘍　76, 77, 79
食道異物　107, 109, 132
食道癌　132
食道カンジダ症　107
食道憩室　107, 132
徐脈性不整脈　39
自律神経失調　132, 150
視力・視野障害　203
耳漏　9, 10, 13, 16, 203
脂漏性皮膚炎　9, 10
心因（性）　40, 141
心因性失声症　124, 127, 128, 129
心因性耳鳴　19
心因性鼻痛　57
心因性鼻閉　52
心因性味覚障害　96
心気症　132
真菌症　77
神経圧迫症候群　181
神経血管減圧術　182
神経痛　102
深頸部膿瘍　107
神経変性疾患　148
進行性難聴　32, 34
人工透析　9
人工内耳　34
心疾患　148
真珠腫　204
真珠腫性中耳炎　4, 14, 30, 32, 176, 205
滲出性中耳炎　24, 25, 30, 32, 211
浸潤性副鼻腔真菌症　48, 57, 205
心身症　132
新生児聴覚スクリーニング　35
振動性耳鳴　19
心肥大　132
心不全　136, 148
腎不全　9
心理的ストレス　9

す

髄液漏　14
水痘・帯状疱疹ウイルス　77, 176
水痘・帯状疱疹ウイルス感染　6
水疱性疾患　85

髄膜炎　184
睡眠関連呼吸障害群　112, 116
睡眠関連低換気障害群　112, 116
睡眠関連低酸素血症障害　112
睡眠時無呼吸　111
睡眠時無呼吸障害　141
睡眠障害国際分類第3版　111
水様性鼻汁　62
頭痛　56, 183

せ

性感染症　107
精神科疾患　136
精神疾患　9
精巣癌のVirchow転移　173
声帯炎　125
声帯浮腫　124
声帯麻痺　125
正中頸囊胞　198, 199
声門下狭窄　148
声門癌　124, 127, 128
咳　140
咳喘息　141, 142, 143
咳払い　143
舌咽神経舌枝　78
舌咽神経痛　3, 103, 107
舌炎　77, 94
石灰沈着頸長筋腱炎　198, 199
舌癌　76, 77
舌溝　97
舌根囊胞　148
摂食障害　164
舌真菌症　94
舌神経　78
舌痛　76
舌痛症　77
舌扁桃肥大　132
線維素性唾液管炎　161, 162
腺癌　161
全身性皮膚搔痒症　9
喘息　14
前庭神経炎　41, 42
先天性血小板機能異常　62
先天性耳瘻孔感染症　3
先天性難聴の遺伝子診断　35
前頭洞疾患　192
喘鳴　147
腺様囊胞癌　161

そ

側頭囊胞　172, 198, 199
側頭骨骨髄炎　11
側頭骨骨折　30, 32, 176
側頭動脈炎　184, 192

た

帯状疱疹　57, 192
大動脈解離　107
大動脈瘤　132
唾液腺悪性腫瘍　173
唾液腺腫瘍　172
唾液腺症　161, 164
唾液腺良性腫瘍　173
唾液分泌機能　98
唾液分泌低下　80
唾液瘻　163
多形腺腫　161, 163
多形腺腫内癌　161
多系統萎縮症　149
唾石症　161, 162
多発血管炎性肉芽腫症　4, 14, 32, 48, 52, 57, 59, 62, 103
多発性リンパ節腫脹　201
単純性甲状腺腫　132
単純ヘルペスウイルス　77, 176
単純疱疹　57
丹毒　192

ち

智歯周囲炎　91
中咽頭癌　103, 174
中耳炎　10, 19, 203, 211
中耳癌　4, 14, 176
中耳結核　4, 176
中耳真珠腫　24, 25
中枢性睡眠時無呼吸症候群　112, 116
中毒性表皮壊死症　103
蝶形骨洞囊胞　186, 207
聴神経腫瘍　19, 24, 27, 31, 29, 30, 32
聴性脳幹反応　31

つ

椎骨脳底動脈循環不全　41
通年性アレルギー性鼻炎　53

て

手足口病　77, 85, 103
低音障害型感音難聴　19

低音障害型急性感音難聴　39, 40
低色素性貧血　132
テタニー　135
鉄欠乏性貧血　77
転移性リンパ節　172
伝音難聴　19, 20
てんかん　91
転換性障害　129
電気味覚計　95
伝染性単核球症　107, 198, 199
天疱瘡　103, 136, 137

と

頭蓋底骨髄炎　14, 15
頭蓋底腫瘍　137
動眼神経麻痺　204
頭頸部悪性腫瘍　155
頭頸部癌頸部リンパ節転移　198, 199
頭頸部動脈解離　198, 199
頭頸部良性腫瘍　172
統合失調症　132
動静脈奇形　19
糖尿病　9, 132, 164, 203
頭部うっ血　62
頭部外傷　69
頭部動静脈瘻　19
動脈硬化症　62
特発性過眠症　112
特発性三叉神経痛　57
特発性進行性感音難聴　19
吐血　152
突発性難聴　19, 24, 26, 29, 30, 32, 41
突発性難聴後遺症　21

な

内頸静脈血栓症　107
内頸動脈蛇行　133
内耳性めまい　42
内分泌異常　132
ナルコレプシー　112
難治性咽頭潰瘍　103
難聴　29, 203
軟部好酸球性肉芽腫症　161, 164

に

肉腫　62
二次性顔面痛　193
二次性三叉神経痛　57
「日常のにおいアンケート」用紙　71
乳頭腫　50, 52, 62, 124

認知症　70, 155

ね
ネコひっかき病　198, 199
熱傷　91
粘膜湿疹　62
粘膜腫脹　62

の
脳炎　184
脳幹腫瘍　176
脳血管奇形　205
脳血管疾患　155
脳血管障害　39, 176
脳血管病変　204
脳梗塞　39, 41, 155, 205
脳腫瘍　204, 205
脳静脈洞血栓症　184
脳神経症状　203
膿性鼻汁　62, 142, 205
膿性鼻漏　52, 57, 58, 203
脳卒中　42
脳動脈解離　184
嚢胞　124, 161
嚢胞性疾患　165, 172
喉詰め発声　124

は
肺炎　136, 141, 142
肺結核　141, 142
敗血症　62
肺水腫　148
梅毒　107
排尿障害　150
拍動性耳鳴　18, 19, 20
白板症　173
橋本病　132
播種性血管内凝固症候群　104
破傷風　91, 93, 104, 157, 181
　　──の臨床症状　92
白血病　14, 62
鼻茸　48, 62, 72, 73
鼻だれ　46
鼻血　60
反回神経麻痺　137, 148, 149
反復性顔面神経麻痺　180
反復性耳下腺炎　161, 162

ひ
鼻咽腔閉鎖症　148

鼻腔異物　48, 52, 57
鼻腔形態異常　69
鼻腔通気度検査　54
鼻腔粘膜の血管支配　65
鼻口蓋管嚢胞　57
肥厚性脳硬膜炎　184
鼻骨骨折　57
鼻汁　46, 133, 143
鼻出血　60, 203
ヒステリー　132
鼻性髄液漏　47, 48
鼻癤　57
鼻前庭炎　52, 57
鼻前庭湿疹　61, 62
鼻前庭嚢胞　57
鼻中隔矯正術　195
鼻中隔穿孔　62
鼻中隔膿瘍　57
鼻中隔弯曲　195
鼻中隔弯曲症　52, 61, 62
鼻痛　56
鼻粘膜接触点頭痛　192, **196**
鼻副鼻腔悪性腫瘍　48
鼻副鼻腔炎　141, 144
鼻副鼻腔癌　52, 57, 58
鼻副鼻腔良性腫瘍　48
鼻閉　49, **51**, 119, 133, 203
百日咳　141, 142, 143, 148
鼻漏　46, 49, 52

ふ
不安　20
不安神経症　132
風味障害　70, 94
複視　203, 208
副鼻腔炎　47, 59, 62, 69, 203
副鼻腔癌　192, 205
副鼻腔気管支症候群　142, 143
副鼻腔手術歴　203
副鼻腔真菌症　52
副鼻腔嚢胞　52, 57, 190, 204
ぶどう膜炎　164
振子様扁桃　132

へ
閉塞性睡眠時無呼吸障害群　112, 116, 119, 121
　　──診断基準　113
ヘルパンギーナ　77, 85, 103
ヘルペス　85

ヘルペスウイルス感染症　77
ヘルペス感染　107
片頭痛　184, 192
　　──の診断基準　185
片頭痛スクリーナー　186
片側 refer　35
片側急性難聴　29
片側慢性難聴　29
扁桃　213
扁桃炎　103
扁桃周囲炎　91, 107
扁桃周囲膿瘍　91, 102, 107
扁桃肥大　133
扁平上皮癌　161
扁平苔癬　103

ほ
蜂窩織炎　192
放射線照射後　91
放線菌症　161, 162
補聴器　9
ボツリヌス毒素局所注射療法　182
ポリソムノグラフィ　115, 116
ポリープ　124
ポリープ様変性　124

ま
マイコプラズマ　143
マイコプラズマ肺炎　141, 142
マダニ　176
慢性咽喉頭炎　132, 133
慢性硬化性顎下腺炎　164
慢性硬膜下血腫　184
慢性上咽頭炎　48
慢性声帯炎　124
慢性騒音性難聴　30, 32
慢性唾液腺炎　161
慢性中耳炎　4, 14, 30, 32, 211
慢性副鼻腔炎　48, 52, 57, 61, 69, 132, 133
慢性副鼻腔真菌症　48
慢性扁桃炎　132, 133

み
味覚障害　71, 73, **94**
耳が痛い　2
耳がかゆい　8
耳掃除　8
耳だれ　13
耳の神経支配　5
耳ヘルペス　178

む

無呼吸低呼吸指数　112, 116
無言症　128
むせる　154
無痛性耳下腺腫脹　164
無難聴性耳鳴　19
ムンプスウイルス感染　160
ムンプス難聴　30, 32

め

目の症状　**203**
めまい　**39**, 149

や

夜間胃食道逆流症　113
夜間狭心症　113
夜間呼吸困難　113
夜間呼吸困難発作　113
夜間パニック発作　113
薬剤性難聴　19, 30, 32
薬剤性鼻炎　52
薬剤性味覚障害　99
薬剤の副作用　132

ゆ

有痛性三叉神経ニューロパチー　192
癒着性中耳炎　14

ら

ライム病　177

り

リウマチ性関節炎　163
流行性耳下腺炎　160, 161, 162
良性腫瘍　205
良性発作性頭位めまい症　39
両側急性難聴　30
両側声帯麻痺　128
両側無痛性唾液腺腫脹　164
両側慢性難聴　30
緑内障急性発作　192
緑膿菌　14, 15
緑膿菌感染　176
淋菌　104
輪状甲状膜穿刺　138
リンパ管腫　148, 172
リンパ節結核　170, 172
リンパ節腫脹　172

る

類天疱瘡　103
涙嚢炎　192

ろ

瘻感染　198, 199
老人性難聴　19
濾紙ディスク法　95

わ

ワルファリン内服　62

欧文索引

数字

40点法（柳原法）　179

A

ABR　31
Alzheimer病　70, 81
ANCA　59
ANCA関連血管炎性中耳炎　14, 15, 17, **32**
atelectatic ear　25

B

Basedow病　132
Behçet病　76, 85, 86, 103
Bell麻痺　176, 180
BPPV　39, 41, 42

C

cancer in inverted papilloma　50
Carhart notch　34
Cheyne-Stokes呼吸　116
COPD　136, 148
Crohn病　85
Cronkhite-Canada症候群　99, **100**
CT　20, 31

D

DIC　104
Down症候群　114

E

Epstein-Barr（EB）ウイルス感染症　77, 85, 103, 199

Epworth眠気尺度　116, **117**, 121

F

Forestier病　132, 133
FSSG（Frequency Scale for the Symptoms of GERD）　144

G

GERD　144, 154
GRBAS法　125
Guillain-Barré症候群　155

H

Heerfordt症候群　161, 164
HIV感染　104
Hunt症候群　**7**, 30, 32, 176

I

IgG4関連Mikulicz病　167
IgG4関連自己免疫性膵炎　167
IgG4関連疾患　163, **167**, 205
　　――包括診断基準　167
IgG4関連腎臓病　167

J

Jannetta手術　182

K

Küttner腫瘍　161, 164
Kiesselbach部位　64, 65, 212
Killian変法　108, 132

M

Ménière病　4, 19, 24, **27**, 30, 32, 41
maintenance of wakefulness test（MWT）　121
Mikulicz病　161, 163, 166, **168**
MPO-ANCA　33, 59
MRA　20
MRI　20, 31
MRSA中耳炎　14

N

nasal continuous positive airway pressure（nCPAP）　115, 117, **119**
NBI　132

O

OAE　31

OSA　**119**, **121**
Osler-Weber-Rendu病　62
Osler病　48, **67**
out of center sleep testing　116

P

Parkinson病　70, 81, 155
persistent postural-perceptual dizziness（PPPD）　40, **43**
PR3-ANCA　33, 48, 59, 62

Q

Quincke浮腫　149

S

Sjögren症候群　81, **83**, 133, 161, 163
　──の改訂診断基準　82
sniffing position　108
SpO_2　150
stiffness curve　19, 34

T

tinnitus handicap inventory（THI）　21
Tolosa–Hunt症候群　192
Tornwaldt症候群　48

Treacher Collins症候群　114

V

Valsalva法　108
VBI　41
Virchow転移　173
von Willebrand病　62

W

Warthin腫瘍　161, 163

Z

Zenker憩室　107

中山書店の出版物に関する情報は，小社サポートページを御覧ください．
https://www.nakayamashoten.jp/support.html

見逃してはいけない
耳・鼻・のどの危険なサイン

2016年10月11日　初版第1刷発行 ©〔検印省略〕

編集	堀井　新／浦野正美
発行者	平田　直
発行所	株式会社 中山書店
	〒112-0006 東京都文京区小日向4-2-6
	TEL 03-3813-1100（代表）　振替 00130-5-196565
	https://www.nakayamashoten.jp/
装丁	花本浩一（麒麟三隻館）
印刷・製本	株式会社 真興社

ISBN 978-4-521-74432-2　　　　　　　　　　　　　　　　Printed in Japan
Published by Nakayama Shoten Co.,Ltd.
落丁・乱丁の場合はお取り替え致します．

・本書の複製権・上映権・譲渡権・公衆送信権（送信可能化権を含む）は株式会社中山書店が保有します．

・JCOPY 〈(社)出版者著作権管理機構 委託出版物〉
本書の無断複写は著作権法上での例外を除き禁じられています．複写される場合は，そのつど事前に，(社)出版者著作権管理機構（電話 03-3513-6969，FAX 03-3513-6979，e-mail：info@jcopy.or.jp）の許諾を得てください．

本書をスキャン・デジタルデータ化するなどの複製を無許諾で行う行為は，著作権法上での限られた例外（「私的使用のための複製」など）を除き著作権法違反となります．なお，大学・病院・企業などにおいて，内部的に業務上使用する目的で上記の行為を行うことは，私的使用には該当せず違法です．また私的使用のためであっても，代行業者等の第三者に依頼して使用する本人以外の者が上記の行為を行うことは違法です．

スッキリわかる耳鼻咽喉科医のための漢方薬処方

耳鼻咽喉科 早わかり 漢方薬処方ガイド

編集●市村恵一（自治医科大学名誉教授／石橋総合病院）

B5判／2色刷（一部4色）／244頁
定価（本体5,500円＋税）
ISBN978-4-521-73999-1

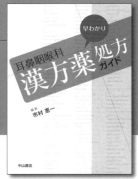

CONTENTS

1章 耳鼻咽喉科で漢方薬を使用するにあたって
1. 耳鼻咽喉科医にとって漢方薬とは
2. 漢方薬の基本から臨床へ
3. 選び方と使い方（副作用，薬物相互作用）
4. 漢方の効きが悪いとき何を考えるか

2章 漢方薬処方の実際
1. 外耳道炎・外耳湿疹
2. 中耳炎
3. 難聴・耳鳴・耳閉塞感
4. 耳管開放症
5. めまい
6. 頭痛
7. アレルギー性鼻炎・花粉症
8. 副鼻腔炎
9. 嗅覚異常
10. 口内炎・舌痛症
11. 味覚障害
12. 口腔咽頭乾燥
13. 咽頭炎・扁桃炎
【Column】小柴胡湯と漢方の副作用
14. かぜ症候群
15. 遷延性・慢性咳嗽
16. 咽喉頭異常感
17. 咽喉頭酸逆流症
18. 誤嚥
19. 癌の緩和
【Lecture】放射線・抗癌薬治療に伴う口腔咽頭粘膜炎への漢方薬処方
20. 子どもへの処方
21. 老化への対応
22. 合併症・併存症のある患者への処方
    循環の障害をもつ患者／呼吸の障害をもつ患者／消化の障害をもつ患者／神経の障害をもつ患者／精神の障害をもつ患者／術後患者への処方／更年期障害をもつ患者

付録 漢方薬資料集
証の簡易チャートとその解説
耳鼻咽喉科汎用漢方薬の保険適応疾患一覧
耳鼻咽喉科汎用漢方薬の主な生薬一覧

> 疾患ごとの処方を解説しているため，漢方薬の初心者にとって理解しやすい．

> 西洋薬を含めた薬物療法のフローチャートを掲載し，実地診療で役立つように工夫．

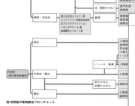

> 読者が参考にしやすいよう，具体的な処方例を収載．

中山書店 〒112-0006 東京都文京区小日向4-2-6 TEL 03-3813-1100 FAX 03-3816-1015
https://www.nakayamashoten.jp/

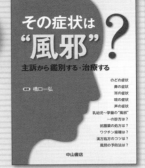

耳・鼻・のどのプライマリケア
これまでになかった新しい耳鼻咽喉科クリニカルガイド

耳鼻咽喉科外来診療の実践的ポイントを平易に解説

著●佐藤公則（佐藤クリニック耳鼻咽喉科・頭頸部外科）

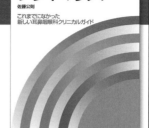

ISBN978-4-521-73899-4
B5判／4色刷／336頁
定価（本体8,500円＋税）

メッセージ❶
耳鼻咽喉・口腔顎顔面・頭頸部，気管食道領域を総合的に診療する

メッセージ❷
疾病を病態としてとらえ，病態に応じた治療を行う

メッセージ❸
耳鼻咽喉・頭頸部領域の集学的な治療を行う

メッセージ❹
医学と医術を研鑽する

CONTENTS

1 耳鼻咽喉科外来診療に求められること
- 標榜診療科としての耳鼻咽喉科・頭頸部外科
- 患者の主体的な治療参加
- オフィスサージェリーの適応と限界
- オフィスサージャリーのリスク管理

2 耳を診る
- 耳鳴患者の取り扱い
- 急性低音障害型感音難聴にステロイド療法は必要ないのか
- どのような時に心因性難聴（機能性難聴）を疑うか
- めまいの初期対応
- 補聴器装用をいつ患者に勧めるか
- 外来耳処置の副損傷
- 中耳真珠腫・外耳道真珠腫に対する5-Fu軟膏療法
- 鼓膜形成術（接着法）
- 耳介，外耳道の外来小手術

3 鼻・副鼻腔を診る
- 鼻出血の初期対応
- 易再発性の上顎洞性後鼻孔ポリープを外来でどう治療するか
- 鼻アレルギーの集学的治療
- 歯の臨床組織解剖を理解する
- 上顎洞性・上顎性歯性病変による副鼻腔炎
- 最近の歯性上顎洞炎の病態の特徴
- 最近の歯性上顎洞炎の診断・治療
- デンタルインプラント治療に伴う上顎洞合併症に耳鼻咽喉科はどう対応するか
- 鼻・副鼻腔の外来手術

4 口腔・顎顔面を診る
- 口腔粘膜疾患の診方・考え方
- 口腔粘膜疹をどう診るか
- 口腔の外来手術
- 顎関節痛にどう対応するか
- 顎関節脱臼新鮮例の徒手整復法
- 習慣性顎関節脱臼の保存的治療
- いびき症・閉塞性睡眠時無呼吸症候群に対する口腔内装置治療の適応
- 顎・顔面の外来手術

5 咽頭・喉頭を診る
- かぜ症候群（急性上気道炎）をどう取り扱うか
- インフルエンザをどう取り扱うか
- 扁桃周囲炎，扁桃周囲膿瘍をとう取り扱うか
- 口蓋扁桃摘出術をいつ患者に勧めるか
- 急性喉頭蓋炎の病態と取り扱い
- 慢性喉頭炎の本態は
- 咽喉頭逆流症（LPRD）診療のピットフォール
- 咽頭・喉頭異物
- 声帯白板症をなぜ生検（punch biopsy）してはいけないのか
- 嚥下造影検査
- 嚥下内視鏡検査のピットフォール
- いびき症・睡眠時無呼吸症候群の内視鏡検査のポイントは
- CPAP療法の適正圧の決め方
- 耳鼻咽喉科診療所における睡眠医療への取り組み

6 気管・食道・頸部を診る
- 慢性咳嗽
- 食道異物か
- 外来における気道閉塞への備え
- 外来における気道閉塞への対応
- 鈍的頸部外傷の初期対応
- 頭頸部囊胞性疾患に対するOK-432注入硬化療法

7 音声・言語を診る
- 耳鼻咽喉科外来における音声治療（voice therapy）への取り組み
- 所見に乏しい声帯の音声障害はどう診断するのか
- 痙攣性発声障害に対するボツリヌス療法
- 職業歌手の音声障害と音声外科

中山書店　〒112-0006　東京都文京区小日向4-2-6　TEL 03-3813-1100　FAX 03-3816-1015
https://www.nakayamashoten.jp/

耳鼻咽喉科・頭頸部外科の手術の研鑽を積み, 技術を高めるために

実践! 耳鼻咽喉科・頭頸部外科 オフィスサージャリー

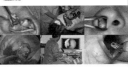

B5判／並製／4色刷／304頁
定価（本体12,000円＋税）
ISBN978-4-521-74298-4

著●佐藤公則
（佐藤クリニック耳鼻咽喉科・頭頸部外科）

本書の特徴

❶ 耳・鼻〜口腔・気管・食道, 顔面まで耳鼻咽喉科・頭頸部外科で行われる代表的な小手術をカバー.

❷ 外来で安全に手術を行う心得, 危機管理のノウハウと患者満足を高めるテクニックを解説.

❸ 手術や手技がわかりやすい鮮明な写真を多用.

❹ 写真や図を大きく掲載したビジュアルな展開.

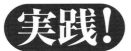

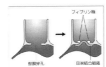

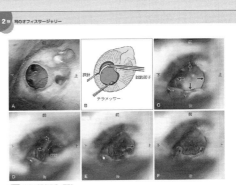

中山書店 〒112-0006 東京都文京区小日向4-2-6　TEL 03-3813-1100　FAX 03-3816-1015
https://www.nakayamashoten.jp/

実地医家の日常診療で遭遇する実際的なテーマを中心にとりあげ，診療実践のスキルと高度な専門知識をわかりやすく解説

ENT［耳鼻咽喉科］臨床フロンティア

編集委員◉小林俊光（仙塩利府病院）　髙橋晴雄（長崎大学）　浦野正美（浦野耳鼻咽喉科医院）

耳鼻咽喉科イノベーション
最新の治療・診断・疾患概念

専門編集◉小林俊光（仙塩利府病院）
　　　　　髙橋晴雄（長崎大学）
　　　　　浦野正美（浦野耳鼻咽喉科医院）

耳鼻咽喉科・頭頸部外科領域において研究・開発・実用化されているイノベーションの数々．改訂ガイドラインや最新の検査・治療法をはじめ，機器の改良・開発，新しい疾患概念などに焦点を当てて分かりやすくコンパクトに解説．耳鼻咽喉科・頭頸部外科の現在を代表する15名の編集委員と111名の執筆者が**最新のイノベーション83**を紹介．

B5判　並製　296頁　オールカラー　定価（本体11,000円＋税）　ISBN 978-4-521-74405-6

ENT臨床フロンティアに「Next版」登場！最新の情報をキャッチアップ

シリーズの構成と専門編集

お得なセット価格ございます！

	書名	専門編集	定価
■	実戦的**耳鼻咽喉科検査法**	小林俊光（東北大学）	定価（本体13,000円＋税）
■	耳鼻咽喉科の**外来処置・外来小手術**	浦野正美（浦野耳鼻咽喉科医院）	定価（本体13,000円＋税）
■	**急性難聴の鑑別**とその対処	髙橋晴雄（長崎大学）	定価（本体13,000円＋税）
■	**めまいを見分ける・治療する**	内藤　泰（神戸市立医療センター中央市民病院）	定価（本体13,000円＋税）
■	**がんを見逃さない**―頭頸部癌診療の最前線	岸本誠司（東京医科歯科大学）	定価（本体13,000円＋税）
■	**のどの異常**とプライマリケア	久　育男（京都府立医科大学）	定価（本体13,000円＋税）
■	**口腔・咽頭疾患，歯牙関連疾患**を診る	黒野祐一（鹿児島大学）	定価（本体13,000円＋税）
■	**風邪症候群**と関連疾患―そのすべてを知ろう	川内秀之（島根大学）	定価（本体13,000円＋税）
■	**子どもを診る・高齢者を診る**―耳鼻咽喉科外来診療マニュアル	山岨達也（東京大学）	定価（本体13,000円＋税）
■	耳鼻咽喉科 **最新薬物療法マニュアル**―選び方・使い方	市村恵一（自治医科大学名誉教授／石橋総合病院）	定価（本体13,000円＋税）
Next	耳鼻咽喉科イノベーション―最新の治療・診断・疾患概念	小林俊光（仙塩利府病院）髙橋晴雄（長崎大学）浦野正美（浦野耳鼻咽喉科医院）	定価（本体11,000円＋税）

中山書店　〒112-0006　東京都文京区小日向4-2-6　TEL 03-3813-1100　FAX 03-3816-1015
https://nakayamashoten.jp/